爱心帖

专家提示

女性朋友：您如果感觉自己确实有妇科方面的不舒服，务必到有资质、正规医院，请有经验的医生进行诊断检查，切忌病急乱投医。

如被确诊患了妇科肿瘤，也不必恐惧与惊慌，应正确面对现实，放松、调整好自己的心态，积极配合医生进行正规的治疗；每天保证必需的营养补充，增强自身免疫功能。

治疗结束进入康复期，应进行适宜的康复锻炼，结合中医中药治疗，将会收到事半功倍的疗效。

《专家诊治妇科肿瘤》

挂号费丛书 **升级版**

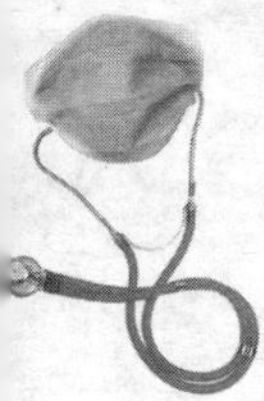

姓名		性别		年龄		就诊卡号	

专家诊治
妇科肿瘤

科别	妇科	日期		费别	

孙廷慰　主编

升级版

附爱心帖

药价	

上海科学技术文献出版社

图书在版编目（CIP）数据

专家诊治妇科肿瘤 / 孙廷慰主编．—上海：上海科学技术文献出版社，2012.3

ISBN 978-7-5439-5216-4

Ⅰ．①专… Ⅱ．①孙… Ⅲ．①妇科病：肿瘤—诊疗—问题解答 Ⅳ．① R737.3-44

中国版本图书馆 CIP 数据核字（2012）014401 号

责任编辑：胡德仁
美术编辑：徐　利

专家诊治妇科肿瘤
孙廷慰　主编
*
上海科学技术文献出版社出版发行
（上海市长乐路 746 号　邮政编码 200040）
全国新华书店经销
常熟市人民印刷厂印刷
*
开本850×1168　1/32　印张6.875　字数154 000
2012年3月第1版　2012年8月第2次印刷
ISBN 978-7-5439-5216-4
定价：15.00元
http://www.sstlp.com

内 容 提 要

本书主要介绍了女性生殖器官的解剖及其生理功能，女性生殖系统所发生的良、恶性肿瘤的一些基本知识，包括流行现状、可能引起的病因、主要病状、体征及良、恶性肿瘤的区别等，同时也介绍了目前最新的检查方法和相关的治疗原则，以供广大民众加强保健时作参考。

专家诊治妇科肿瘤

主编　孙廷慰

作者　陈玲玲　席晓薇　祝亚平

邱晓燕　徐先明　徐　伟

陆惠芳　翁剑蓉

总序

随着人们物质文化生活水平的提高，一旦生了病，就不再满足于“看病拿药”了。病人希望了解自己的病是怎么得的？怎么诊断？怎么治疗？怎么预防？当然这也和疾病谱的变化有关。过去，患了大叶性肺炎，打几针青霉素，病就好了。患了夜盲症，吃些鱼肝油丸，也就没事了。至于怎么诊断、治疗，怎么预防，人们并不十分关心。因为病好了，没事了，事过境迁，还管它干嘛呢？可是现代的病不同了，许多的病需要长期治疗，有的甚至需要终生治疗。许多病不只需要打针服药，还需饮食治疗、心理调适。这样，人们自然就需要了解这些疾病的相关知识了。

到哪里去了解？当然应该问医生。可是医生太忙，有时一个上午要看四五十位病人，每看一位病人也就那么五六分钟，哪有时间去和病人充分交谈。病人有困惑而不解，自然对医疗服务不满意，甚至对医嘱的顺从性就差，事实上便影响了疗效。

病人及其家属有了解疾病如何防治的需求，而门诊的医生爱莫能助。这个矛盾如何解决？于是提倡普及医学科学知识，报刊、杂志、广播、电视都常有些介绍，对一般群众增加些防病、治病的知识，当然甚好，但对于患了某病的病人或病人的家属而言，就显得不够了，因为他们有很多很多的问题要问。把与某一疾病相关的知识汇集成册，是一个

总序

好主意，病人或家属一册在手，犹如请来了一位家庭医生，随时可以请教。

上海科学技术文献出版社有鉴于此，新出一套“挂号费丛书”。每册之售价约为市级医院普通门诊之挂号费，故以名之。“挂号费丛书”尽选常见病、多发病，聘请相关专家编写该病的来龙去脉、诊断、治疗、护理、预防……凡病人或家属可能之疑问，悉数详尽解述。每册 10 余万字，包括数百条目，或以问诊方式，一问一答，十分明确；或分章节段落，一事一叙一目了然。而且作者皆是各科专家，病人或家属所需了解之事他们自然十分清楚，所以选题撰稿，必定切合需要。而出版社方面则亦在字体、版式上努力，使之更能适应各阶层、各年龄之读者需要。

所谓珠联璧合，从内容到形式，“挂号费丛书”确有独到之处。我相信病人或家属读了必能释疑解惑，健康的人读了也必有助于防病强身。故在丛书即将出版之时，缀数语于卷首，或谓之序，其实即是叙述我对此丛书之认识，供读者参考而已。不过相信诸位读后，必谓我之所言不谬。

复旦大学附属中山医院内科学教授

上海市科普作家协会理事长

杨秉辉

专家诊治 妇科肿瘤

ZHUANJIA ZHENZHI FUKE ZHONGLIU

目录

目录

滋养细胞疾病

妇科肿瘤病人应掌握哪些基础医学知识

女性生殖器官的构造

关于妇科肿瘤的一些概念及术语

医生对妇科肿瘤病人会进行哪些诊断治疗

妇科肿瘤的治疗方法

外阴及阴道肿瘤的治疗

挂号费丛书 · 升级版总书目

患了妇科肿瘤主要有哪些症状

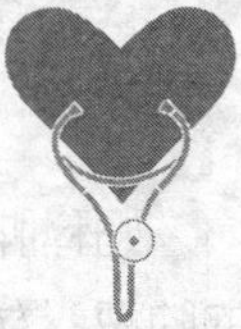

姓名 Name ____________ 性别 Sex ______ 年龄 Age ________

住址 Address ________________________________

电话 Tel ________________________________

住院号 Hospitalization Number ________________

X 线号 X-ray Number ________________________

CT 或 MRI 号 CT or MRI Number ______________

药物过敏史 History of Drug Allergy ____________

妇科肿瘤的概念

何谓妇科肿瘤?包括哪些种类

妇科肿瘤是指发生、生长在女性所特有的生殖器官上的肿瘤。女性的生殖器官无论在外形、功能上与男性截然不同,它由外生殖器与内生殖器两部分组成。

① 外生殖器官:包括大、小阴唇,阴阜,阴蒂,前庭,处女膜及生长在阴道口两侧的一对前庭大腺、生长在尿道口的一对尿道旁腺。

② 内生殖器官:由阴道、宫颈、宫体、输卵管及卵巢所组成。

上述各器官均可生长肿瘤,因此把生长在这些部分的肿瘤统称为妇科肿瘤,并分别以该器官的名称命名。例如:生长在前庭大腺的前庭大腺囊肿或前庭大腺癌;生长在子宫上的子宫肌瘤或子宫颈癌、子宫体癌等。最为常见的妇科恶性肿瘤是子宫颈癌、子宫内膜癌及卵巢癌。

生长在乳房上的肿瘤原不属于妇科肿瘤范畴,大部分发达国家,如美国、欧洲及日本等一直把它归属于外科范畴,我国也不例外。因此本书未把乳房肿瘤收录其中。

哪些因素会诱发妇科肿瘤的发生

对肿瘤的医治不能单靠得病后的治疗,预防肿瘤的发生更具有意义，这是第一道防线。因此，最好能知道影响肿瘤形成到底有哪些因素，以便于预防。影响肿瘤的因素，有的是诱因、是协同的；有的是促进的、直接的；有的因素可以致癌，有的则可抑制癌或防癌，不少学者作了长期的研究。专家们认为诱发癌症的各种不良因素中有 1/3 是不良的饮食习惯，1/3 是吸烟，其他与感染、生育和性行为有关。与妇科肿瘤有关的因素有以下几种：

① 个体因素：包括心理影响、精神创伤等，还包括月经及内源性雌激素、妊娠及分娩的次数、是否哺乳等。

② 感染因素：已知人乳头瘤病毒感染与宫颈癌、外阴癌的发生关系密切。

③ 生活因素：如饮食与营养等。如脂肪摄入过多，可使卵巢癌发生增加。我国著名学者宋鸿钊教授报道，葡萄胎多见于食米的国家等。

④ 遗传因素：有卵巢癌家族史的妇女（主要指母亲、亲姐妹等）患卵巢癌的概率明显上升，若是直系亲属可达 50%；又如美国白种人患卵巢癌以上皮来源居多，黑种人中以生殖细胞来源多见。

上述这些只是发现在某种情况下与肿瘤发生有关，科学家们正在继续努力研究，期望能找出致癌的主因，从而采取措施使广大妇女不生这类病。

个体因素对妇科肿瘤的发生会有哪些影响

所谓个体因素是指在某些个人身上存在的原因，例如心理状态、有无精神创伤、年龄、月经、是否怀过孕、生过几个孩子、是否自己喂奶、肥胖、血型等。这些都与妇科肿瘤的发生存在一定的关系。

① 心理状态：在现代社会，节奏快，竞争激烈，工作高度紧张，致心理状态容易失去平衡，也容易产生心理创伤，这些虽不会直接致癌，但它降低了机体的免疫能力，使胸腺、脾、淋巴结的功能下降，从而使原来受抑制的癌细胞增生活跃、增殖。据报道，给小鼠注射癌病毒后，处于紧张状态下的小鼠60%发生癌，而对照组仅7%发病。

② 年龄：初次发生性交的年龄过早，宫颈癌的发生危险性上升。有研究显示，初次性交年龄在16岁者，其患病危险较20岁以上者高2倍。初婚年龄在18岁以下者比超过25岁结婚者高13.3倍，也有报道高25倍。

③ 孕育与哺乳：怀孕及分娩孩子可以减少卵巢癌的发生，哺乳的年数对卵巢癌的发生有保护作用。

总之，身体中有不少功能能够抑制肿瘤的生长，有些能促使肿瘤的形成。有些因素有两面性，在一定条件下是抑癌的，但当发生突变或过度表达又促进癌的生长。

生活中哪些因素会诱发妇科肿瘤

① 饮食及营养：葡萄胎多见于食米的国家，这是由于她们习惯长时间淘米及煮米，使米中营养成分丢失，炒菜时间过长，会使维生素及叶酸丢失，葡萄胎发生与叶酸缺乏有关；再如缺乏胡萝卜素会使宫颈癌的发病危险性上升6倍；相反多吃绿叶蔬菜、乳制品、鱼、新鲜水果及粗粮等可减少子宫内膜癌的发生。

② 性行为和性传播性疾病：宫颈癌的发生与初婚年龄有关。在影响宫颈癌发生的性因素中，最恒定的是性伴侣

数，病人的危险性随性伴侣数上升而增高。超过 10 个性伴侣较小于等于 1 个者高 3 倍以上；而性伴侣大于 6 个，初次性生活年龄又小于 16 岁时，危险性增加 10 倍。此外，宫颈癌病人衣原体及人乳头瘤病毒感染高出正常妇女的 3 倍，未婚妇女很少患该病，修女中更罕见。有人把宫颈癌称为性癌。

③ 节育措施：口服避孕药可以减少卵巢上长癌的作用已经得到公认，葡萄胎排出后采用口服避孕药避孕，可以大大降低滋养细胞恶变的发生。

④ 吸烟：研究表明，女性吸烟对宫颈癌的发生有一定影响。对吸烟妇女的宫颈黏液进行检测，发现其中尼古丁及可铁宁含量很高，它们会促进 HPV 对宫颈致癌的效应。数据还发现，吸烟的年限、每日吸烟的数量及初始吸烟年龄，均与宫颈癌发生有关。

哪些危险因素值得引起重视

保健防癌是对付癌症的第一道重要防线，了解各种与癌症生长有关的危险因素可以有的放矢地进行预防。

① 多脂饮食、肥胖，长期处于高雌激素状态是子宫内膜癌的高危因素。一般把肥胖、高血压、糖尿病称为子宫内膜癌的三联症。在日常生活中调整生活规律，积极治疗糖尿病、高血压，加强体育锻炼、进食绿色蔬菜及水果具有保护作用。在应用雌激素替代治疗的同时，加用孕激素，则安全性将明显上升。

② 防止感染人乳头瘤病毒：树立正确的道德观、价值观，提倡晚婚、晚育，提倡母乳喂养，积极治疗人乳头瘤病毒感染，均能降低子宫癌的发生。

③ 遗传家族史:在卵巢癌的发生中,家族史有相当高的危险性。患有卵巢癌的病人亲属,尤其是直系亲族必须定期进行妇科检查。一旦发现卵巢增大或出现肿块就可以获得正确的处理,防止发展成癌。

我国妇科肿瘤的发生有哪些特点

妇科肿瘤的发生在各国差异甚大,如子宫颈癌在哥伦比亚发生率最高,每10万人中可有50~200人患该病,而在以色列仅为4.5/10万。卵巢癌在北欧最高为15/10万,在南非、中美为2/10万,上海则为6.5/10万。子宫内膜癌美国最高,为33/10万,日本仅为1/10万,上海地区为4.4/10万。

同样,在我国不同地区也有很大差别。此外随着年代的变迁,卫生状况的改善,医学的进步,各项指标也在发生变化。北京1959年普查时,宫颈癌的发生率为646/10万,上海为100/10万;到1972年,北京降至90/10万,1990年更降至2.5/10万,上海在1994年降至2.3/10万。但是,近些年来,随着青年人性观念的改变,性开放、性自由理念的蔓延,操持特种职业人数的增多,宫颈癌的发病有所增加,且有年轻化的倾向。此外,随着改革开放及人们生活水平的提高,营养状况改善,近十年来子宫内膜癌有增加趋势。

妇科肿瘤占女性恶性肿瘤中的比例

在20世纪70年代之前，子宫颈癌一直是女性恶性肿瘤中占第一位的癌症，严重影响了广大妇女的健康。当时的病死率为9.98/10万，每年死亡人数达5.3万，仅次于胃癌。随着普查普治工作的开展及医学发展，到90年代病死率已降至3.25/10万。据统计，上海1994年其发病率已退至女性恶性肿瘤的第16位，女性恶性肿瘤死亡的第6位。而卵巢癌及子宫内膜癌发病增高，上海地区20世纪90年代较80年代分别上升了36%与75%，列女性癌症的第7位与第10位。但是，不论是妇科肿瘤本身发病密度，还是在全部女性癌症中所占的密度，随着个人生活、饮食习惯、卫生条件、人文社会因素及环境因素的变化而发生变化。随着性传播疾病的急激上升，初次性生活年龄的下降，宫颈癌发病率将会回升；子宫内膜癌也将会随着生育数下降、营养摄入增加、体力劳动密度下降及缺乏运动等因素有明显上升趋势。因此，在肿瘤防治中懂得一些诱因及促进致癌的因素，改善不健康生活习惯具有十分重要的意义。

生长在外阴和阴道的肿瘤

外阴肿块就是患了外阴肿瘤吗

许多人一发现外阴部有肿块就担心患了外阴肿瘤而焦急不安。其实，这是不必要的。引起外阴肿块的原因大致可归纳为 3 大类：a. 炎症；b. 肿瘤；c. 表现为增生性的外阴皮肤病。而肿瘤毕竟少见，恶性肿瘤更是罕见。炎症引起的外阴肿块可能有以下情况：

① 急性外阴炎表现为外阴灼痛、瘙痒、局部肿胀、充血等，如急性毛囊炎、疖肿就可扪到一种硬块；也可在慢性炎症基础上形成溃疡，久治不愈，局部组织粗糙、皲裂等。

② 前庭大腺囊肿表现为大阴唇下方圆形囊肿，继发感染形成脓肿时可伴有疼痛及压痛。

③ 外阴的性传播性疾病，如尖锐湿疣、梅毒硬下疳、性病性淋巴肉芽肿等均以肿块形式出现。

④ 外阴象皮病：表现为外阴局部性或弥漫性肿大、增厚，病变处皮肤粗糙、凹凸不平，呈结节状、疣状或乳头状。

⑤ 外阴皮肤病详见“外阴白色病变”。

外阴肿瘤相对较少见，其中又有良、恶性之分。但是由于病人自己往往很难区分外阴生长的肿块是良性或恶性，尤其是表现为外阴溃疡的恶性肿瘤，病史较长时常误认为是炎症感染，以致延误诊断。病人一旦发现外阴部有肿块，应及时就诊，争取早期诊断，早期治疗。

常见的外阴肿瘤有哪些？怎样区分良性与恶性

凡是能生长在身体皮肤、脂肪、肌肉、血管、淋巴管的良性肿瘤都可以出现在外阴部；同样各种性质的恶性肿瘤也可以发生在外阴。但外阴肿瘤临床上较少见。良性外阴肿瘤分为两类：一类为上皮来源的肿瘤，如乳头状瘤、色素痣和汗腺瘤；另一类为中胚叶来源的肿瘤，如纤维瘤、脂肪瘤、平滑肌瘤、颗粒细胞肌母细胞瘤、血管瘤与淋巴瘤等。恶性外阴肿瘤包括外阴原位癌、鳞状细胞浸润癌、湿疹样癌、疣状癌、基底细胞癌、恶性黑色素瘤、前庭大腺癌及外阴肉瘤等。

良性或恶性肿瘤的早期症状或体征往往无明显特征性区别，下述几方面可有助于诊断：a. 病程长短。良性肿瘤病程较长，恶性肿瘤病程较短。b. 与周围组织关系。通常良性肿瘤边界清楚、表面光滑、与周围组织无粘连、活动度好、质硬或软，而恶性肿瘤向周围组织浸润、边界不清、表面高低不平、粘连、固定、质地坚硬。c. 肿块生长速度。良性肿瘤生长缓慢，而恶性肿瘤生长迅速，短期内即可表现有邻近组织脏器的转移。d. 症状区别。良性的外阴肿瘤一般没有明显的临床症状，而恶性的外阴肿瘤早期也没有典型的临床症状，仅表现为外阴瘙痒、皮肤破溃、烧灼感或溃疡形成，局部可见丘疹、结节、小溃疡，灰白或粉红色病灶或局部色素沉着。随着病情发展，外阴瘙痒久治不愈，外阴结节呈不规则肿块伴或不伴破溃及出血，或外阴色素沉着范围增大，同时可扪及一侧或双侧腹股沟增大、固定、质硬的淋巴结。

什么叫外阴白色病变？它会变癌吗

外阴白色病变是指女阴皮肤和黏膜组织因各种因素的刺激而发生变性及色素改变的一组慢性疾病。因病变区域皮肤和黏膜多呈白色，故称之为外阴白色病变，又称慢性外阴营养不良。1975 年国际外阴病协会将该病按组织病理变化的不同分为 3 类：即增生型营养不良、硬化苔藓型营养不良及混合型营养不良。1987 年，国际专业会议又取消了“慢性外阴营养不良”的命名，代之以“外阴皮肤病”的新命名。外阴皮肤病包括外阴皮肤、黏膜非赘生性上皮病变及赘生性鳞状上皮内瘤变，其中非赘生性上皮病变又包括鳞状上皮增生、硬化性苔藓及其他皮肤病，赘生性鳞状上皮内瘤变又包括轻度、中度、重度非典型性增生及原位癌。临床上，鳞状上皮增生的最主要症状是外阴瘙痒，病变早期的皮肤呈暗红色、局部角化过度则呈灰白色。以后由于长期搔抓、摩擦，皮肤增厚、色素增加伴扁平丘疹，群集成片而出现苔藓样变。硬化性苔藓主要表现为病变区皮肤瘙痒，瘙痒程度较鳞状上皮增生轻，早期皮肤充血、肿胀伴丘疹形成，后期皮肤变白、变薄、失去弹性、干燥易皲裂，同时伴外阴萎缩。

临床上，外阴白色病变比较常见。引起外阴白色病变的原因是由于外阴营养不良，它与外阴癌之间是否存在着因果关系，目前尚有争议。通过对外阴白色病变病人的长期随访，认为对增生硬化苔藓型营养不良应作为是外阴鳞癌的癌前病变，尤其当病理检查见上皮细胞有不典型增生的病人，必须给予积极治疗。外阴白色病变如不伴有细胞不典型增生，发生癌变的概率一般较小。但是，病人如有久治不愈的外阴瘙痒、局部组织增厚,则应早期做多点活组织病理检查,以便及时发现问题,这是确诊的唯一手段。

患外阴溃疡有哪些原因?怎样鉴别

外阴溃疡大多数由外阴炎症引起,主要病变部位在小阴唇和大阴唇内侧。引起外阴溃疡的主要原因是:

① 非特异性外阴炎的溃疡大多发生在搔抓后,可伴有低热、乏力、局部疼痛等,溃疡表浅,数量少,周围有炎症等表现。

② 疱疹病毒感染起病急,有多个疱疹,疱疹破溃后呈浅表溃疡,伴剧痛,多伴有发热、全身不适、腹股沟淋巴结肿大。溃疡大小不一,基底部呈黄灰色,边缘组织略高,有自愈性,但常复发。

③ 白塞病,又称眼—口—生殖器综合征,即外阴溃疡可与眼、口腔病变同时发生或先后发生。起病急,常复发。溃疡泛发于外阴各部。

④ 性病性溃疡如梅毒,主要表现为外阴部硬下疳,大多单发、质硬、不痛,多呈圆形或椭圆形,边界整齐、清晰,基底平坦,无脓液,有自愈性。软下疳:起病为丘疹或疱疹,不久即溃烂形成多发性溃疡伴疼痛,边缘不规则,易出血,基底部有黄色腐肉伴脓性恶臭的分泌物,触之不硬;溃疡出现后一周内即出现单侧或双侧腹股沟淋巴结炎。性病性淋巴肉芽肿:病变初为外阴疱疹型小溃疡,易自愈,多不被发觉,2~3 周后出现腹股沟淋巴结肿大、变硬、有触痛,继而淋巴结化脓形成多个窦道排脓,破口愈合后结疤。

⑤ 外阴结核罕见,病变缓慢,起初为局限性小结节,不久破溃形成浅溃疡。溃疡形态不规则,基底凹凸不平,表面

有干酪样污苔。病变不痛，但受尿液刺激后有剧痛，溃疡久治不愈，可向周围扩展。

⑥ 外阴恶性肿瘤（略）。

患了尖锐湿疣有哪些危害

尖锐湿疣是一种由人乳头瘤病毒感染引起的性传播性疾病，又名生殖器疣、性病疣。尖锐湿疣好发于黏膜与皮肤交界处，尤其是外阴和肛门周围。女性好发部位为大小阴唇、前庭、后联合、处女膜、肛门及其周围，也可蔓延到阴道、宫颈。尖锐湿疣初起时为微小而柔软的淡红色状丘疹，以后可形成乳头样、菜花样或鸡冠样的增生物，表面粗糙、乳白淡红或污灰色。妊娠期由于孕妇免疫功能低下及孕期激素，特别是雌激素的影响可使病灶生长迅速，分娩后会缩小或自然消退。病人可有瘙痒，白带增多或性交后出血等症状，位于肛门和直肠的湿疣可有里急后重感等。该病传染性强，性接触后约 2/3 的性伴侣受感染，也可通过其他形式传播。有尖锐湿疣的孕妇分娩时可能引起大出血，胎儿通过产道可能会发生新生儿喉乳头瘤或肛门、生殖器疣。尖锐湿疣治疗后容易复发，对反复生长者应注意恶变的可能。有关研究表明，尖锐湿疣与宫颈癌、外阴癌的发病有关。因此要彻底治愈尖锐湿疣，杜绝复发，预防癌变。

什么是外阴癌前病变？怎样处理

凡是发生在外阴范围之内的异常增生的病变，可是把它们诊断为癌的证据又不充分，就把它统称为外阴的上皮内瘤变。其中包括外阴上皮的不典型增生和原位癌。外阴癌前病变根据上皮的成熟程度及细胞的异型性可分3级：Ⅰ级为轻度外阴上皮不典型增生（异型上皮占外阴上皮层下1/3）；Ⅱ级为中度外阴上皮不典型增生（异型上皮占外阴上皮层下2/3以内）；Ⅲ级为重度外阴上皮不典型增生（异型上皮占外阴上皮层下2/3以上，但未达全层）及原位癌（癌灶累积整个上皮层，但未突破基膜）。它的症状没有什么特殊性，很多人可以完全没有感觉。多数在妇科检查时偶然发现，有的可能有并不严重的外阴瘙痒，检查时发现外阴的表皮有隆起、斑块或呈现为乳头状，如白色、灰色、粉红色、深红色甚至棕黑色等。最后的确定诊断必须依靠对局部皮损的病理切片诊断。外阴癌前病变的治疗，要依据病变程度、病人年龄、身体状况而定。一般外阴癌前病变Ⅰ级者可用药物治疗；Ⅱ级者用电灼、冷冻或激光治疗；Ⅲ级者应采取手术治疗，手术的原则是既要尽量切除病灶，又要少毁损外阴，以免影响性功能；年老病人宜做外阴切除为妥。无论采用何种治疗方法，均应进行定期随访。

最常见有哪些外阴恶性肿瘤

发生在外阴部位的恶性肿瘤最常见的是外阴的鳞状上皮癌，它与宫颈癌相同，是从上皮内肿瘤逐渐发展而形成的，好发于绝经后的妇女。形成外阴癌的原因虽还没有完全弄清，但长期研究发现，下面几个因素与它密切相关：

① 性传播性疾病：如尖锐湿疣、淋病、梅毒及人乳头瘤病毒感染等。此外，人体的免疫功能低下及慢性外阴皮肤病也可以致癌变。该病临床上主要表现为外阴瘙痒，一般病程较长，其中近一半的病人有5年以上的外阴瘙痒史，反

复药物使用而疗效不佳。随之有外阴结节或小块形成，如伴有溃疡形成时、可出现排尿烧灼感、外阴疼痛、出血等。

② 晚期病人可出现大量阴道血性排液：外阴鳞癌与其他恶性肿瘤一样，也可发生转移，其转移方式主要是直接浸润、淋巴转移、血运转移，且以前两种为常见，后者多发生在癌症晚期。外阴鳞癌的治疗，主要是根据临床分期确定手术范围及放疗。外阴鳞癌的预后、病人的存活率与诊断明确的早、晚，病灶的大小、部位、细胞分化程度、淋巴结转移、治疗措施等有直接关系。据资料统计，5 年存活率为 75%，如果淋巴结阴性，5 年存活率为 96%，应该说，这样的预后是很好的。淋巴结阳性者，其 5 年存活率仅为 66%。

患外阴癌与性病有关吗

根据 1991 年卫生部令第 15 号《性病防治管理办法》第一章第二条规定：性病包括爱滋病、淋病、梅毒、软下疳、性病性淋巴肉芽肿、非淋菌性尿道炎、尖锐湿疣、生殖器疱疹。在 8 种性病中，1997 年淋病居首位，约占 40%；尖锐湿疣发病率占性病第二位；其次为非淋菌性尿道炎和梅毒。外阴癌常见于绝经后妇女，其发病原因尚不明，但外阴癌病人往往有外阴瘙痒、外阴白色病变、性病、外阴溃疡经久不愈等病史。据研究统计，在外阴癌中，有性病史者占 41%；外阴癌病人梅毒血清反应的阳性率也较一般病人高 5 ~ 6 倍。尖锐湿疣由人乳头瘤病毒引起，大约 20% 的外阴上皮内瘤变病人同时伴有外阴尖锐湿疣；而不伴外阴上皮内瘤变的尖锐湿疣则很少发展成癌；在外阴浸润癌中 80% 可分离出人乳头瘤病毒。由此可见，外阴癌与性病有关，所以要避免不洁性交史，预防性病。一旦感染上性病，要积极治疗，减少复发和重复感染，以防止性病严重发展。

外阴恶性肿瘤会通过哪些途径转移

外阴恶性肿瘤的转移方式主要有3种：即局部蔓延、淋巴转移及血运转移。前两种较为常见，后者少见且多发生在疾病晚期。

所谓局部蔓延是指外阴部癌肿逐渐增大，侵及阴道及尿道，并迅速累及提肛肌、直肠和膀胱，它与淋巴转移同时并进。所谓淋巴转移，是指癌肿经淋巴管向远处转移至其他淋巴结，外阴部淋巴管丰富，淋巴转移是外阴恶性肿瘤的主要转移途径；又因外阴两侧淋巴管交织成网，所以一侧癌肿可经双侧淋巴管扩散。癌肿最初转移至腹股沟浅淋巴结，再至位于腹股沟下方的股管淋巴结（又称 Cloquet 淋巴结），然后再进入盆腔内髂外、闭孔和髂内淋巴结，最终转移至主动脉旁淋巴结和左锁骨下淋巴结。

所谓血运转移主要发生在晚期病例，是指癌细胞进入外阴血管，随血流到达远处器官继续生长。主要累及的器官有肺、肾、乳腺、骨等器官，从而引起这些脏器的转移性癌肿。

外阴鳞状上皮细胞癌是怎样划分期别的

外阴鳞癌的期别划分，目前广泛采用的是国际妇产科联盟（FIGO，1989）颁布的临床分期。

0 期：原位癌或称上皮内癌。

Ⅰ期：癌灶位于外阴和（或）会阴，病灶最大径线小于等于2厘米，淋巴结无转移。

Ⅱ期：癌灶局限于外阴和（或）会阴，病灶最大径线大于2厘米，淋巴结无转移。

Ⅲ期：不论肿瘤大小并伴病灶直接蔓延下尿道，和（或）阴道或肛门，和（或）其他部位，单侧局部淋巴结转移。

Ⅳ期A：肿瘤侵犯下列任何部位：尿道上段、膀胱黏膜、直肠黏膜、盆骨和双侧淋巴结转移。

Ⅳ期B：任何远处转移，包括盆腔淋巴结。

哪些因素会影响外阴恶性肿瘤的预后

外阴癌的预后与病灶大小、部位、淋巴结有无转移等临床期别判断的准确性及合理正确的治疗方法有直接关系。一般来说，病灶越大说明病程越长，很可能侵犯淋巴或直接蔓延至阴道、会阴或尿道，局部复发的机会就多。淋巴结是否有转移也是重要的因素，然而不是说腹股沟及盆腔淋巴结阳性的病人一定会死于外阴癌，有不少病人在手术后仍可治愈。影响外阴恶性肿瘤预后的因素有以下几种：a.病灶的部位和大小：如位于小阴唇、阴蒂，靠近尿道口的癌肿，因淋巴引流直接进入盆腔深部淋巴结，故易扩散，预后较差；而位于大阴唇者，则不易扩散，预后相对较好。肿瘤大小与预后也密切有关，肿瘤最大直径大于2厘米者预后较差。b.淋巴结是否阳性：淋巴结是否有转移是决定治愈的因素。淋巴结阳性者，复发、病死率均提高。c.病理浸润程度：按Clark病理分级，Ⅱ级以上者预后较差。d.病灶活检：对疑及恶性黑色素瘤的病人切忌切开肿瘤或在病灶上做活组织检查，因为在病灶上活检会加速肿瘤的扩散。e.

明确诊断病灶的范围及治疗方法:早期全面准确的诊断及合理的手术治疗可提高疗效,减少术后复发的可能。

患了外阴肿瘤后还能怀孕吗

病人患了外阴肿瘤是否还能怀孕或继续怀孕的决定因素,取决于外阴肿瘤的良、恶性。一般认为,外阴的良性肿瘤,如上皮来源的乳头状瘤、色素痣、汗腺瘤及中胚叶来源的纤维瘤、脂肪瘤、血管瘤、淋巴管瘤等,这些肿瘤如在怀孕前就已经被发现,应先考虑进行手术切除。若确诊为良性肿瘤,不影响日后怀孕。而在怀孕期间发现的肿瘤,如瘤体不大且临床无症状,则可予观察并继续妊娠。

如果病人患了外阴恶性肿瘤,在孕前发现,就应先进行肿瘤治疗。以后可根据具体情况再决定是否可以怀孕。如果病人已经怀孕,并发现患有外阴恶性肿瘤,则按不同的孕期、不同的肿瘤分期决定不同的处理方法。孕早期,建议中止妊娠。孕中期,肿瘤Ⅱ~Ⅳ期,有两种方法:一种是先进行人工流产,两周后按非孕妇女的方案进行治疗;另一种是对于珍贵胎儿,在保胎治疗的同时,按非孕妇女的方案进行治疗。但由于孕期生殖道血供丰富,因此手术的并发症较严重,危险较大。孕晚期,肿瘤Ⅲ~Ⅳ期,孕妇应先分娩,分娩方式的选择可根据肿块大小来决定阴道分娩还是剖宫产,产后两周后外阴病灶按非孕妇女的方案进行治疗。

阴道出血是阴道恶性肿瘤的早期信号吗

要说清这个问题,首先要了解女性生殖器的结构。女性生殖器有内外之分，外生殖器包括有阴阜、阴蒂、大小阴唇、阴道前庭等；内生殖器包括有阴道、子宫、输卵管和卵巢，前三者是相通的，所以，子宫、输卵管的出血会从阴道排出。因此，发现阴道出血时一定要明确出血的部位，是来自阴道、子宫，还是输卵管。来自阴道的出血：如急性阴道炎、阴道外伤、阴道肿瘤等；来自宫颈的出血：如宫颈糜烂、息肉或肿瘤等；来自宫腔的出血：如月经、功能失调性子宫出血、急性子宫内膜炎、子宫黏膜下肌瘤、子宫内膜癌、绒癌、妊娠流产等；输卵管出血较少见，如输卵管癌等。出血的性质可以是炎症、外伤或肿瘤等。如果病人出现不规则阴道出血的症状，并不一定是患了阴道恶性肿瘤，大多数的阴道恶性肿瘤在疾病早期通常没有明显的临床症状。但随着疾病的发展，逐渐出现不规则的阴道出血及白带增多，白带可呈水样或血性分泌物，以后再出现性交出血、排便困难、疼痛等症状。可以这么说，阴道不规则出血是阴道恶性肿瘤的早期信号，但是，不是所有的阴道不规则出血都提示病人患了恶性肿瘤。病人一旦出现不规则阴道出血的症状，首先不必顾虑太重，然后应及时求诊于专科医生，做全面的妇科检查，切忌有病乱投医而延误疾病的诊断、治疗。

大量服用雌激素会诱发所生女婴患阴道肿瘤吗

孕妇在孕期，特别是孕早期服用大量雌激素（如己烯雌酚等）会诱发所生女婴患阴道肿瘤。其原因是发育正常的阴道黏膜上皮是复层鳞状上皮，而孕早期胎儿的发育受到己烯雌酚等雌激素类药物的作用，会造成腺上皮转化为成熟的鳞状上皮的过程受到影响，部分腺上皮保留了下来，导致阴道腺病。据调查表明，曾服用己烯雌酚的孕妇，所产女婴阴道腺病的发生率较高，为30%~90%，且阴道腺病易发生癌变，如腺癌、透明细胞癌等。

何谓阴道腺病

阴道腺病是指阴道壁或表皮下结缔组织内出现腺体组织或增生的腺组织。该病一般无症状，但病变范围广时，可有阴道分泌物增多、阴道灼热感、性交疼痛或接触出血。妇科检查时可有以下几种表现：腺病在阴道黏膜内，黏膜外表无异常；一个或多个大小不等的囊性结构，囊内有黏液；散在性0.5~5毫米直径大小结节，呈粉红色斑点颗粒，夹红点的花斑状或糜烂状；增生过多，突出呈息肉状。活组织检查是阴道腺病的确诊依据。阴道腺病的治疗：有多发性病灶者可采用局部烧灼、激光治疗，也可用0.5%~1%醋酸溶液冲洗阴道，增加阴道酸度，保持阴道高度酸性，以促进腺上皮鳞化。无症状的病人应定期随访，3~6月检查1次。

为了避免下一代患阴道腺病，在妊娠早期禁止使用合成雌激素是十分重要的。

未婚女子会患阴道肿瘤吗

阴道肿瘤是生殖道肿瘤中较少见的一类，它可以发生在各个年龄段，因此未婚女子也会患阴道肿瘤。由于未婚女子一般不接受妇科检查，加之像阴道壁副中肾管囊肿、包涵性囊肿、平滑肌瘤、血管瘤、脂肪瘤等良性阴道肿瘤，在疾病早期通常没有典型的症状。这样的阴道良性肿瘤不易被发现。此外，还有一种阴道良性肿瘤，就是阴道腺病，发病年龄在 12~23 岁，平均年龄 18 岁。90%病人在青春期后，月经初潮后发病，它的发生与其母亲在孕早期服用雌激素类药物有关。临床上大部分病人无症状，一旦出现症状主要是白带增多、阴道灼热感、出血等。同时，另一种与母亲在孕早期服用雌激素类药物有关的阴道恶性肿瘤是阴道透明细胞腺癌，其发病年龄在 15~22 岁。阴道出血及白带增多是主要症状，其淋巴转移率较高，预后较差。此外，阴道葡萄状肉瘤也多见于未婚女子，特别是幼女，它的发病机制目前尚不清楚。临床主要表现是不规则阴道出血及阴道内肿块或肿块脱出阴道口，对该病的早期诊断及早期合理治疗是影响预后的关键。

生长在宫颈部位的肿瘤

生长在宫颈上有哪些良性肿瘤

生长在宫颈的良性肿瘤较恶性肿瘤少见，常见的子宫颈良性肿瘤有：a. 子宫颈息肉。是最常见的子宫颈良性病变，它表现为较小子宫颈赘生物，有蒂或无蒂，最常见于育龄妇女。绝大多数的息肉来源于颈管，它是由血管丰富的结缔组织间质所组成，被覆柱状、鳞状上皮。宫颈息肉诊断明确后必须摘除。b. 宫颈乳头状瘤。是位于阴道部宫颈上的良性肿瘤，较少见，约占宫颈良性肿瘤的 0.24%，多数发生在生育年龄的妇女，而且发生在妊娠期较多。治疗原则是将病灶切除，根部用电凝止血。c. 宫颈乳头状纤维腺瘤。是极少见的一种良性肿瘤，多见于绝经期和老年妇女。肿块主要由纤维间质组成，覆盖上皮由单层的分泌黏液柱状上皮所组成。治疗原则为手术摘除肿瘤。d. 宫颈平滑肌瘤，来自子宫颈间质内肌组织或血管组织。由于宫颈间质内平滑肌含量极少，原发在宫颈的平滑肌瘤很少，大多是子宫肌瘤生长在子宫颈上。治疗原则以手术为主，是否需切除子宫的原则与子宫肌瘤相同。以上介绍的各种良性宫颈肿瘤，因其位置表浅，很容易被医生发现而得到及时的治疗，效果都很好。

何谓宫颈息肉，会癌变吗

子宫颈息肉是育龄期妇女最常见的子宫颈良性病变，子宫颈息肉由血管丰富结缔组织的间质组成，被覆柱状、鳞状上皮。宫颈息肉的发生是慢性炎症长期刺激的结果。临床上所见的宫颈息肉常呈红色，为扁圆、长圆或舌状，有的也为分叶状或树枝状，质软，大小不一，其直径可以从数毫米到数厘米不等，其根部常形成一细带附着于宫颈管黏膜。如果摘下息肉放在显微镜下，可见其间质为结缔组织组成，中心有丰富的小血管，有时小血管破裂出血，浸润间质，并有很多炎症细胞浸润。宫颈息肉通常无症状，有时也可出现月经间期出血和性交后出血，白带增多或月经过多。当息肉伴有感染时，可出现阴道排液增多或脓性白带。子宫颈息肉是宫颈的良性病变，但也有可能发生恶变，但其恶变的可能性非常小，通常小于1%，最常见的恶变是鳞状细胞癌，有时也会发生腺癌。息肉恶变的癌灶呈现局限性分布，而其底部及邻近组织中应无癌细胞，否则有可能是宫颈或宫体癌的一部分，因其呈息肉样生长并突出于宫颈口，误以为息肉。一旦发现宫颈息肉，必须尽快摘除。因颈管的慢性炎症不易完全消除，持续的炎症仍可使息肉复发，因此，宫颈息肉摘除后仍需随诊、观察。

何谓“接触性出血”

所谓“接触性出血”，是指在性交后或是妇科检查时，有少量阴道流血，出血部位为子宫颈阴道部。此处为什么会发生出血呢？正常的宫颈阴道部表面被复层鳞状上皮所覆盖，非常光滑。位于复层鳞状上皮最表面的浅表层是分化最成熟的细胞层，它具有保护在其下面的各层鳞状细胞和上皮下的血管，使其免遭损伤和感染的功能。因此，正常的宫颈阴道部不会因性交或妇科检查而出血。那么什么情况下最易发生接触性出血呢？首先是宫颈糜烂。当子宫颈外口周围、子宫颈阴道部表面的鳞状上皮因炎症而部分丧失时，颈管的柱状上皮暴露出来了，这部分组织呈细颗粒状的红色区，状似糜烂面，称为宫颈糜烂。如糜烂面较深较广时，不仅白带增多，并另有血性白带和性交后出血现象。其次是引起宫颈息肉，更值得重视的是它可逐渐演变为宫颈癌。当癌细胞仅局限在上皮层内而未突破基膜时，宫颈表面依然光滑或呈现糜烂，但一般不会发生接触性出血，但当癌细胞突破基底膜渐向间质方向生长浸润后，子宫颈外口周围即形成较粗糙的颗粒状糜烂面，或有不规则的溃破面，因而可发生接触性出血。一旦发生接触性出血，应及早就医，尤其是绝经后的妇女，不要因性交后出血而羞于启齿迟迟不就诊，贻误就医而遗憾终身。

什么是“宫颈糜烂”？会变癌吗

宫颈糜烂这一词汇已在妇产科学界沿用近百年。它是指宫颈外口区域的鳞状上皮由于炎症、创伤甚至是先天性的等多种因素而丧失，局部仅被单层柱状上皮所覆盖，使该处宫颈呈现为红色颗粒区，简称“糜烂”。近年来，不少学者不赞成把这一词汇用作对宫颈疾病的描述更不能用作诊断，但是用哪个词汇来替代则尚未定论，因此本文仍沿用之。根据糜烂表面可分为几种不同的类型：a. 单纯型。该型糜烂面的表面系一片红色光滑面，糜烂较浅，由一层柱状细胞覆盖。b. 颗粒型。该型的糜烂面组织增生，形成颗粒状。c. 乳头型。糜烂组织增生更明显，形成一团乳头状。根据糜烂区所占宫颈的比例可分 3 度：a. 轻度糜烂。系糜烂面积占整个宫颈面积的 1/3 以内。b. 中度糜烂。系糜烂面积占宫颈的 1/3～2/3。c. 重度糜烂。系糜烂面积占宫颈的 2/3 以上。子宫颈糜烂不仅外观和早期宫颈癌难以鉴别，如拖延不治也确有可能转变为癌。这是为什么呢？因为糜烂表面的柱状上皮既受阴道酸性的影响，又在炎症的刺激下，柱状上皮下的未分化储备细胞开始增生，如储备细胞增生活跃并伴有某些外来致癌物质的刺激，如人乳头瘤病毒，可向不典型鳞状细胞方向转化，并可继续发展为鳞状细胞癌。一旦发生宫颈糜烂，尤其是中、重度糜烂，应及早去医院治疗。

女性白带增多与宫颈癌有关吗

白带是从阴道内流出的无色的或白色的分泌物，它是由阴道黏膜渗出物、宫颈腺体及子宫内膜的分泌物混合而成。白带的多少与性状，与体内雌激素水平的变化有关。正常生育期妇女应有一定量的阴道分泌物，白带的量与性状会随月经的周期而有所变化。一般在两次月经中间，也就是排卵期，由于体内雌激素水平特高，刺激宫颈腺体产生含水分多的黏液，这时期白带量多而透明，质稀薄可拉成长长的黏丝。排卵后，在孕激素的作用下，子宫颈腺体的分泌量显著减少；另一方面因受孕激素影响，阴道上皮细胞加速脱落，故而白带量稍多，变为白色糊状。绝经前后的妇女，由于卵巢功能逐渐萎缩，体内雌激素水平低落，阴道壁萎缩渗出液减少，宫颈腺体的黏液分泌也减少，因此，白带量极少。了解了各种年龄阶段的正常白带变化后，就能识别异常的白带变化。在宫颈癌的早期，常无明显的症状，只有自觉参加定期妇科检查，才能早期发现。较细心、敏感的妇女仍能发现一些蛛丝马迹，其中之一就是白带异常，表现为不同程度量的增多，或呈血性。在生育年龄妇女，如月经按时来潮，但白带不再有周期性的变化，或绝经后妇女，白带量有所增多，甚至像月经样外流，特别是白带中带有血丝或呈血性，很可能是宫颈癌的危险信号，必须提高警惕，千万不可麻痹大意。

宫颈癌前病变

所谓宫颈癌前病变，是指有可能进一步发展为癌的病理变化，宫颈非典型增生已被公认为宫颈癌前病变。正常的宫颈阴道部分的鳞状上皮分为5层，第一层为基底层，在最基底部分是一排低柱状细胞，这层细胞直接和基膜接触，上皮细胞由它产生；第二层棘细胞深层，由2~3排细胞组成，这层细胞较大，生长旺盛；第三层为棘细胞浅层，细胞体积更大些，约有5排；第四层细胞也有好几排，无特殊名称，细胞呈舟形，这层细胞不再分裂；第五层为浅表层，处于最表面，分化最成熟，细胞呈扁平型，核较小。宫颈鳞状上皮的更新过程是浅表层细胞不断脱落，处于最基底部分的不成熟细胞发生核分裂，细胞分裂，形成新的细胞。新生的细胞边向上移动，边分化长大，趋向成熟。宫颈鳞状上皮非典型增生是指宫颈鳞状上皮，部分或大部分被不同程度的异形细胞所取代，它的镜下特点是：a. 细胞核增大，深染，大小形态不一。b. 染色质增多,粗大。c. 核浆比例增大。d. 核分裂增多。e. 细胞极性紊乱至消失。根据细胞的异型程度及累及范围,宫颈不典型增生又分为轻、中、重 3 度。轻度非典型增生:细胞异型性轻,异常增生的细胞仅限于上皮层的下 1/3,中表层的细胞正常。中度不典型增生:细胞异型性明显,异常增生的细胞限于上皮层的下 2/3,未累及表层。重度非典型增生:细胞异型性显著,异常增生的细胞占据上皮的 2/3 以上或达全层。宫颈不典型增生是良性上皮向癌方向发展的一个过渡阶段,它会出现消退或逆转、持续不变及进展成癌 3 种转归。一般来说,不典型增生的程度越高,发展为癌的可能越大;反之,不典型程度轻的,逆转的可能越小。

什么是宫颈上皮内瘤样病变

它的英文名称是 Cervical intraepithelial neoplasia,简称 CIN。它是一组与宫颈浸润癌密切相关的癌前病变的统称。包括从宫颈不典型增生的轻→中→重,直到原位癌的连续发展过程。CIN 根据细胞的不正常程度分为 3 个等级。

CIN Ⅰ级:其细胞处于轻度不典型增生,也就是异常增生的细胞只限于上皮层最下面的 1/3,其余中层及上层的细胞是正常的,相当前述的轻度不典型增生。

CIN Ⅱ级:细胞处于中度不典型增生。异常增生的细胞位于宫颈上皮的下 2/3,表层细胞是正常的,相当于中度的不典型增生。

CIN Ⅲ级:细胞的异型性显著异常的增生细胞占据宫颈上皮范围的 2/3 以上,甚至达到全层。相当于重度不典型增生和原位癌。

宫颈原位癌：切片中宫颈上皮全层均被异常增生细胞所侵犯，但未穿破基底层。

CIN为何需高度引起妇女们重视

CIN的重要性在于：宫颈上皮的不正常范围与发展到宫颈癌的可能性密切相关。CIN级别越低，逆转成正常上皮的机会较多；CIN的异型程度越重、侵犯上皮的厚度越深，发展成浸润癌的机会越大。

CIN可以有3种转归：a. 消退，恢复成正常上皮。b. 持续不变（病情稳定）。c. 进展或癌变。

影响CIN向严重方向发展的因素与是否伴有人乳头瘤病毒（HPV）的感染密切相关。1987年有学者研究，当病人宫颈部位的HPV感染呈持续状态时，发生宫颈癌的危险性增加250倍。另一位学者对100例CIN Ⅰ级的病人随访两年以上，发现有高危HPV感染的病人，56%病变发展至CIN Ⅲ级。另外，CIN的级别也与是否发展成宫颈癌的危险性有关，CIN Ⅰ级为5%，CIN Ⅱ级为25%，而CIN Ⅲ级可达45%。

未婚女性也会患宫颈癌吗

按传统观念来说，“未婚妇女”是指守身如玉的童贞女。她们避免了许多与性行为有关的宫颈鳞状细胞的外来损害，例如由性生活传入的致癌性病毒感染；由分娩损伤造成的宫颈糜烂裂伤与外翻等，因而很少患宫颈癌。150年前人们发现在修女中宫颈癌病人很罕见，以后大量资料也重复证明这一事实。但是没结婚，无性生活的女性还是有少量可患宫颈癌，尤其是发生宫颈腺癌。据报道，最小一例发生宫颈腺癌的竟是一个出生仅7个月的女婴。宫颈腺癌的病因可能与鳞癌不同，它与激素的刺激、社会经济状况、精神创伤、家族肿瘤病史等有关，但真正的病因目前还不清楚。

宫颈癌是妇科最凶险的疾病吗

妇科恶性肿瘤是指女性生殖器恶性肿瘤，女性生殖器的任何部位都可发生恶性肿瘤，如宫颈癌、宫体癌、卵巢癌、外阴癌等。据报道，就全国范围而言，女性生殖器恶性肿瘤的发病率为妇女恶性肿瘤的首位，其中又以宫颈癌为最高，宫体癌和卵巢癌低些（但近十年来乳腺癌已升至首位）。宫颈癌的发病率有明显的地理差异，发病率最高为哥伦比亚，最低为以色列。我国宫颈癌的地理分布特点是高发区连接成片，从内蒙古、山西、陕西经湖北、湖南到江西，形成一个高发地带，且农村高于城市，山区高于平原。从20世纪70年代初开展宫颈癌的普查工作的逐步推广和医疗卫生条件的逐步改善，宫颈癌的发病率已有明显下降，病死率也随之下降，从70年代的9.98/10万下降到1990～1992年的3.25/10万。因宫颈癌的发病率最高、病人数量大的缘故，宫颈癌的病死率占女性生殖器癌病死率的首位。实际上在妇科肿瘤中卵巢恶性肿瘤最为凶险，因卵巢所处的部位隐蔽，至今无早期诊断的方法，转移早而晚期疗效不佳，故对妇女的生命威胁最大。宫颈癌0期～Ⅰa期手术、放射治疗的5年存活率可达95%～100%，所指5年存活率并不是说只能活5年，而是指从确诊起，病人存活时间达到或超过5年的占多少，确诊后能生存5年或5年以上的，长期生存下去的可能性很大。所以，宫颈癌并不可怕，关键在于早期发现，早期诊断，早期治疗。

子宫颈癌有哪些类型

子宫颈分为宫颈管和宫颈阴道两部分。颈管黏膜为高柱状上皮细胞，阴道内的子宫颈表面为复层鳞状上皮细胞，宫颈癌多数发生在鳞状上皮和柱状上皮交界处。根据肿瘤的组织来源，宫颈浸润癌主要的病理类型分为鳞状细胞癌、腺癌和未分化癌。鳞癌通常发生在宫颈外口附近，起源于覆盖宫颈阴道部的鳞状上皮处。腺癌来源于被覆子宫颈管表面和黏膜层内腺体的柱状上皮。过去鳞状细胞癌占95%左右，腺癌占5%左右，混合癌最少。近年来，在常规染色中增加了黏液染色，发现有些低分化鳞癌实为腺癌或腺鳞癌。所以从目前的临床诊断来看，鳞癌仅占70%左右，腺癌占20%左右，腺鳞癌占10%左右。此外，鳞癌又有疣状鳞癌、乳头状鳞癌等亚型；腺癌又有乳头状腺癌、宫内膜样腺癌、透明细胞癌等。一般讲，鳞状上皮癌较多发生在宫颈表面，特别是鳞柱上皮交界处。腺癌较多发生在颈管内，肿瘤细胞具有腺上皮细胞特征，形成腺状结构，浸润间质。了解癌瘤的生长和大体病理分型，结合临床期别，对决定诊断方式和判断预后有重要意义。

怎样划分早期宫颈癌和晚期宫颈癌

对宫颈癌进行临床分期始于1926年，以后历经数次修改，逐步完善。严格准确地临床分期，目的是选择恰当的治疗方案，正确评价治疗效果和判断预后。那么“临床”分期的依据是什么呢？它是根据医生眼睛所窥见的子宫颈病变表现，双手所检查到的病变范围，子宫颈病变部位活检的病理结果和全身检查发现的情况而决定的。目前宫颈癌的临床分期为：0 期，原位癌或上皮内癌（宫颈上皮细胞发生癌变，但癌变未突破基膜）。Ⅰ期，癌局限于宫颈。Ⅰa 期，子宫颈临床前癌，即肉眼未见病变，在显微镜检查下才能作出诊断。Ⅰb 期病变范围超过Ⅰa 期，临床可见病灶。Ⅱ期，癌已超出宫颈，但未达盆壁，癌累及阴道，但未达阴道下 1/3。其中Ⅱa 期无明显宫旁浸润。Ⅱb 期有明显宫旁浸润。Ⅲ期癌浸润宫旁达盆壁，肿瘤累及阴道下 1/3。Ⅲa 期宫旁浸润未达盆壁，但累及阴道下 1/3。Ⅲb 期宫旁浸润已达盆壁。Ⅳ期，癌播散超出骨盆或癌浸润膀胱或直肠黏膜。Ⅳa 期肿瘤浸润膀胱黏膜或直畅黏膜。Ⅳb 期肿瘤播散至远处器官。那么早晚期宫颈癌又是怎样划分的呢？一般来说，Ⅱa 期以前属早期宫颈癌，但严格地说，只有 0 期原位癌和浸润癌Ⅰa 期才算真正的早期；Ⅰb 期及其以后各期都属晚期。因肿瘤浸润间质的深度一旦超出 5 毫米，癌灶浸润的能力大大增加，生长与播散的速度明显加快。一般而言，宫颈癌的病死率随期别升高而上升。

患宫颈癌和性病有关系吗

性病即性传播疾病，除传统性病所包括的淋病、梅毒、软下疳、腹股沟肉芽肿及性病性淋巴肉芽肿外，还包括由病毒、衣原体、原虫、真菌、寄生虫等通过性行为传播的疾病，如单纯疱疹病毒（HSV）引起的生殖器疱疹，人乳头瘤病毒

(HPV)引起的尖锐湿疣等,其中人乳头瘤病毒是宫颈癌的主要危险因素。已被鉴定的同源人乳头瘤病毒已达 70 余型,与宫颈癌相关的有 16、18、31、33、45、58 等十余型,又以人乳头瘤病毒 -16 型与宫颈癌发病的关系最为密切,称为高危型。性混乱,如初次性交过早,多个性伴侣和宫颈癌密切相关。20 世纪 70 年代有人发现,宫颈癌的病死率和淋病的发病率之间有关,因而认为宫颈癌大多是由性传播疾病感染引起的。多个性伴侣与 CIN 及宫颈癌均有明显的相关性,又与前者的相关性更明显。但也发现,稳定的性伴侣(时间大于等于 3 个月),较不稳定的性伴侣对宫颈癌危险的相关性更大,提示可能需要更长期的、重复的接触携带性传播性疾病的性伴侣,危险性才增加。研究还指出,宫颈癌病人的配偶大多有各种性病史,包括生殖器疣、淋病、生殖器疱疹,而配偶经常使用避孕套的妇女则患宫颈癌危险性较低。男性阴茎癌病人的妻子较其他妇女宫颈癌的危险性高 3~6 倍,其次前妻患宫颈癌的男性,其现在的妻子患宫颈癌的危险性较对照组妇女高 2 倍。其他和宫颈癌有关的性传播性疾病,如梅毒、淋病、滴虫病、沙眼衣原体、人巨细胞病毒等均有报道。由此可见,宫颈癌与性病密切相关。

患宫颈鳞状细胞癌有哪些诱发因素

根据国内外文献资料记载,宫颈鳞状细胞癌发病与早婚、早育、多产、性生活紊乱、经济状况、种族和地理环境因素等有关。近年大量研究表明,生殖道人乳头瘤病毒感染在宫颈癌病因中具有重要意义,然而,宫颈癌的真正病因至今尚未完全明了。宫颈鳞癌的发生可能是多种因素综合的结果，主要的诱发因素有：a. 病毒感染。人乳头瘤病毒感染是宫颈癌的主要危险因素，已被鉴定的同源人乳头瘤病毒达 70 余型，每型都有其特殊的易感宿主和疾病谱。国内外一系列研究证明，子宫颈癌相关的 16、18、31、33、45、58 等 10 余型，其中以人乳头瘤病毒 -16 型与宫颈癌的发病关系最为密切，其次为 18、31 及 33 型。用聚合酶链式反应测得 85%~90% 的宫颈癌含有上述类型的人乳头瘤病毒；在宫颈鳞状细胞癌组织中还检测出人类疱疹病毒等成分。b. 性行为。经研究分析，婚姻情况及性混乱，如初次性交过早、多个性伴侣与宫颈癌密切相关。一些研究显示，初次性交年龄为 18 岁以下者，比 25 岁以上者患病率高 13.3 倍，甚至为 25 倍。当性伴侣数大于等于 6 个且初次性交在 15 岁以前时，患宫颈癌的危险性上升 10 倍。为什么性生活开始早会诱发宫颈鳞状细胞癌呢？这是因为青春期宫颈处于鳞状上皮化生时期，对致癌物较为敏感，易发生癌变。为什么性生活紊乱会诱发宫颈鳞状细胞癌呢？因性伴侣多，感染病毒的机会就多，发生癌变的可能性就大。c. 月经及分娩因素。有报道指出，中国农村卫生不良（不洗外阴，不用卫生巾）以及月经期延长的妇女，宫颈癌危险明显升高。此外，越来越多的事实说明，多产和宫颈癌密切相关，分娩 1~3 次患病率最低，4~6 次渐多，7 次以上明显增高。这可能是分娩对宫颈的创伤及妊娠对内分泌及营养的改变所致，也有可能是妊娠期免疫力低下，促使病毒的活性增高。d. 包皮垢刺激。有些民族有男婴例行包皮环切的风俗，那些地方妇女宫颈癌发生率低，提示包皮垢可能携带致病病毒或化学致癌物质，会诱发宫颈癌。国内外都有资料表明，包皮垢与宫颈癌有关，大多认为包皮垢中的胆固醇物质经细菌作用后，可转变为致癌物质。

宫颈腺癌的发病因素与宫颈鳞癌一样吗

宫颈腺癌的病因尚不清楚，有人认为，发病因素有与宫颈鳞癌相似的特点，如早年性交、性生活紊乱、多个性伴侣；也有与子宫内膜癌相似的特点，如不孕、少孕者、肥胖、高血压及糖尿病的比率明显高于宫颈鳞癌；也有学者认为宫颈腺癌的发病因素与宫颈鳞癌不同，认为腺癌的发生与性生活及分娩无多大关系，而可能与内分泌紊乱及服用外源性激素有关。宫颈腺癌多发生在更年期，与此期体内激素常发生紊乱有关。在应用孕激素类药物及妊娠妇女的宫颈中可见到微腺型腺体增生，这是由于孕激素刺激宫颈内膜柱形细胞下储备细胞增生并腺体方向化，说明腺体增生与孕激素有关。此外，有学者认为，长期应用口服避孕药后发生宫颈腺癌。年轻妇女患宫颈癌，若为腺癌，还可能与其母亲怀孕期间曾用己烯雌酚，一种口服雌激素制剂保胎有关。至于病毒感染与宫颈腺癌的关系，有研究表明，人乳头瘤病毒感染与宫颈癌有关，在宫颈鳞癌与腺癌组织中均可检测到 HPVDNA，与宫颈癌有关的人乳头瘤病毒以 16、18 和 31 型为主，但在宫颈鳞癌与腺癌中人乳头瘤病毒型别所占比例却不相同。宫颈鳞癌中以人乳头瘤病毒 -16 型为主，而在宫颈腺癌中以人乳头瘤病毒 -18 型为主。提示人乳头瘤病毒 -18 型在宫颈腺癌发病中可能起重要作用。

妊娠对宫颈癌会有哪些影响

宫颈癌合并妊娠的概念:包括从妊娠期直到产后6~12个月的病人。国内报道占宫颈癌的0.92%~7.05%。虽然妊娠合并宫颈癌较少见,但两者并存的情况较非妊娠期宫颈癌复杂,妊娠可影响宫颈癌的发展,宫颈癌又可影响妊娠结局。妊娠妇女人乳头瘤病毒检出率很高,可能与妊娠期免疫功能低下,促使病毒的活性增高有关。分娩次数的增加,患宫颈癌的危险性增加,这与分娩对宫颈的创伤及妊娠对内分泌及营养的改变有关。妊娠期盆腔血流及淋巴流速均增加,可使癌肿转移及发展。妊娠期激素水平的升高,也是促进癌肿发展的因素之一。妊娠期由于宫腔内胎儿存在,也增加了宫颈癌处理的困难。分娩时胎儿通过宫颈可能将癌细胞挤至血管内加速癌肿扩散,并可导致出血和感染,因此妊娠合并宫颈癌时,一般不应经阴道分娩。总之,合并妊娠的宫颈癌预后不好,产后再发现宫颈癌预后更差。据报道,各期宫颈癌合并妊娠的病人较非妊娠期病人的5年存活率要低。妊娠期宫颈癌应做到早期诊断,正确处理,否则将影响孕产妇的健康与生命安全。

生长在子宫体部的肿瘤

子宫增大一定是患了肿瘤吗

子宫增大不一定就是患肿瘤。妊娠子宫与子宫肿瘤均会使子宫增大，但两者从病史与妇科检查所见又有所不同，一般不易误诊。但对月经不规律的更年期妇女，或婚后年久不育的妇女可能会有意想不到的妊娠，若未问清病史将会把妊娠子宫误诊为子宫肿瘤。因此，对育龄妇女子宫增大者首先要排除妊娠，注意月经史。如临床有怀疑或诊断不清，可做妊娠试验及 B 超检查。生长在子宫体部的肿瘤有：

① 子宫肌瘤：子宫肌瘤为妇科的常见病，多发生于中年妇女，以月经过多、不规则子宫出血及膀胱、直肠的压迫症状为主诉，多伴发贫血、下腹部肿块或不孕等。

② 子宫肉瘤：子宫肉瘤好发于老年妇女，生长迅速。若子宫肿瘤增长迅速，特别是绝经后妇女子宫增大，首先应考虑子宫肉瘤。

③ 子宫内膜癌：子宫内膜癌常见症状是不规则阴道出血，并有子宫增大。好发于老年妇女，以绝经后为多见。阴道出血、异常的阴道排液、宫腔积液或积脓为主要症状。

④ 子宫腺肌病及腺肌瘤：子宫腺肌病时子宫常均匀性增大，腺肌病及腺肌瘤病人多数有继发性进行性痛经，疼痛

常较严重，子宫很少超过 2～3 个月妊娠大小，且有经期子宫增大、经后缩小等特征。

⑤ 子宫内膜增生：子宫内膜增生，包括子宫内膜单纯性增生、子宫内膜复合增生和子宫内膜非典型增生。

何谓子宫肌瘤

子宫肌瘤是子宫良性肿瘤，是女性生殖器官中最多见的肿瘤。主要由平滑肌纤维组成，所以也称为子宫平滑肌瘤。据统计，35 岁以上妇女每 4～5 人中就有 1 名子宫肌瘤病人，大多发生在 40 多岁及 50 多岁年龄组，许多子宫肌瘤病人并无症状而往往在普查中被发现。通常把子宫肌瘤分为子宫体肌瘤、子宫颈肌瘤、阔韧带肌瘤以及寄生性肌瘤，其中 95％以上的子宫肌瘤属于子宫体肌瘤，最为常见，而且常常为多发性。根据肌瘤生长的部位，又分为肌壁间肌瘤、浆膜下肌瘤和黏膜下肌瘤。肌壁间肌瘤因长大后使宫体增大、宫腔延长，以致常伴有月经量增多。浆膜下肌瘤多为多发性，肿块呈结节状赘生性肿瘤，其体积变异很大，小的可以表现为子宫表面微小结节，大的可达 2 000 克，甚至更重的巨大肿块。黏膜下肌瘤像宫腔内的异物，易引起子宫收缩，即使体积很小也能损害子宫内膜血管，引起活动性出血。虽然黏膜下肌瘤的发生率较低，仅占子宫肌瘤总数的 10％左右，但由于症状最明显，所以还是作为临床最重要的类型。子宫颈肌瘤少见，占全部子宫肌瘤的 2％～5％，通常为单发性。阔韧带肌瘤临床少见，其治疗原则是以手术为主。寄生性肌瘤或称游离性肌瘤极为罕见，可能是浆膜下肌瘤继续生长过程中演变的结果。

患子宫肌瘤会有哪些表现

子宫肌瘤症状的有无与轻重，主要决定于肌瘤的部位、大小、数目以及并发症。有的肌瘤小，生长缓慢，没有症状，可以终身未被发现。子宫肌瘤常见有子宫出血、腹部肿块、阴道溢液及压迫等症状。

子宫出血是子宫肌瘤最常见的症状。许多病人往往感觉月经量增多、经期延长、月经失去正常周期性、持续时间长、时多时少或淋漓不断，病人常常因此才去医院就诊。月经量过多，这种情况多见于黏膜下肌瘤，浆膜下肌瘤很少引起子宫出血。由于长期月经过多或不规则出血，临床上病人常常出现不同程度的贫血症状。

子宫肌瘤病人因自觉腹部肿块而到医院就诊者较少，主要是因为子宫位于盆腔深部，子宫肌瘤初发生时，腹部摸不到肿块。当子宫超过 3 个月妊娠大小时，才可从腹部触及。如果病人体型较胖，腹壁较厚，子宫增大超出盆腔，甚至达 4~5 个月妊娠大小，病人仍难以自己发现。

子宫黏膜下肌瘤或者宫颈黏膜下肌瘤的病人还会有白带增多现象，一旦肿瘤感染可有大量脓样白带。如果有溃烂、坏死，出血时可有血性或脓血性恶臭的阴道溢液。

子宫肌瘤可产生周围器官的压迫症状。多为膀胱刺激症状，主要表现为尿频、尿急、充溢性尿失禁、排尿困难以致尿闭，病人会以泌尿系症状就诊。子宫后壁肌瘤病人，由于肌瘤向后压迫直肠，会有大便不畅，盆腔后部下坠感等。

一般子宫肌瘤极少引起疼痛。但是，当肌瘤本身发生病理变化或者合并有盆腔其他疾病时，可出现疼痛。

哪些女性容易患子宫肌瘤

通过临床实践，人们很早认识到子宫肌瘤的发生规律，即子宫肌瘤好发于卵巢功能旺盛的妇女；月经初潮前从不发生；绝经后原有肌瘤停止生长，并逐渐退化萎缩；妊娠期则肌瘤加速生长，也就是说子宫肌瘤的生长与高雌激素水平有密切的关系。

有趣的是曾经是体育爱好者的妇女，日后发生子宫肌瘤的频率较低。吸烟妇女可减少发生子宫肌瘤的危险性，尤其是近期正在吸烟的妇女，发生子宫肌瘤的危险性可降低40％，危险性的降低与吸烟量无关。

遗传因素对子宫肌瘤的发生有重要影响。患子宫肌瘤者的姐妹发生肌瘤的家族危险性为26.6％，患子宫肌瘤者的女儿发生肌瘤的危险性为19.7％。

患了子宫肌瘤会引起腹痛吗

一般子宫肌瘤无疼痛症状。如果有疼痛表现，可能是由于肌瘤本身发生病理变化或者合并有盆腔其他疾病所引起。例如，子宫肌瘤红色变性常发生在孕期，可表现为下腹部急性疼痛，而且伴有呕吐、发热及肿瘤局部压痛；浆膜下子宫肌瘤蒂扭转，或宫底部巨型浆膜下子宫肌瘤引起子宫扭转均可发生急性腹痛。子宫黏膜下肌瘤由宫腔向外排出时也可引起腹痛，但一般其排出的过程是缓慢渐进的，而宫颈松软，由于腹痛刺激引起子宫收缩可有阵发性下腹不适，很少引起急腹痛。也曾有报道，患有子宫肌瘤妇女因服避孕药发生肌瘤内灶性出血而引起剧烈腹痛。另外，子宫肌瘤合并子宫腺肌病或子宫内膜异位症，也可有腹部疼痛表现，其疼痛特点为周期性，进行性逐渐加重的痛经，常伴有肛门坠感，性交痛而不是急腹痛。

患了子宫肌瘤还能怀孕吗

子宫肌瘤可与妊娠同时存在，其发病率占肌瘤病人的0.5%~1%，占妊娠0.3%~7.2%。但实际上，肌瘤合并妊娠的确切发病率，估计远较上述数字为高。因为肌瘤小，又无临床症状，产前未作B超等特殊检查，不少病人在妊娠、分娩过程中多易忽略；在剖宫产时发现子宫肌瘤也为数不少。子宫肌瘤合并妊娠，对妊娠及分娩均有影响。患了子宫肌瘤可以怀孕，但子宫肌瘤合并妊娠时流产发病率高达50%~70%，尤其是黏膜下肌瘤，它使宫腔变形，宫内膜感染，不利于受精卵着床，即使着床，也会因子宫内膜血供不足而发生流产。较大的肌瘤合并妊娠时，由于机械性压迫障碍使子宫腔变形，也易引起流产。

子宫肌瘤病人多数可以受孕并妊娠到足月。子宫肌瘤合并妊娠发病率在0.3%~7.2%。合并妊娠后的影响为：由于妊娠后雌、孕激素迅速增加，使子宫肌瘤生长迅速，流产率高于正常妊娠者；随着妊娠月份增加，子宫较同期妊娠大，压迫症状较明显；子宫肌瘤引起的肌壁、子宫内膜静脉充血及扩张，引起胚胎发育供血不足可导致流产及早产。

患了子宫肌瘤会影响分娩吗

子宫肌瘤合并妊娠，对分娩有一定影响。在妊娠期若无症状，一般不需特殊处理，定期产前检查即可。若肌瘤出现红色变性，无论在妊娠期或产褥期，以采用保守治疗为妥，且几乎都能缓解。但若浆膜下肌瘤出现带扭转，经保守治疗无效时，可进行手术干预。若肌瘤嵌顿于盆腔，影响妊娠继续进行，或肌瘤压迫邻近器官，出现严重症状，都应进行手术治疗。手术时是否终止妊娠，应结合病人具体情况而定。在妊娠晚期，分娩方式宜根据肌瘤大小、部位、胎儿和母体具体情况而定。在分娩期，若因肌瘤而出现胎位异常、产力异常、产道阻塞，或胎先露下降困难时，应及时采取剖宫产结束分娩，手术中及手术后都应防止子宫出血。剖宫产时是否同时切除肌瘤或子宫，应根据肌瘤大小、部位及病人情况而定，目前大多数专家认为，以不要轻易同时手术为妥。若在阴道分娩过程中，黏膜下肌瘤排入阴道，可待胎儿娩出后，经阴道切除脱出带蒂的肌瘤。

没有结婚的女性也会患子宫肌瘤吗

子宫肌瘤多见于30～50岁的妇女，其中40～50岁妇女发生率高达51.2%～60%，子宫肌瘤的发生与其病因学有关，与是否结婚无关。子宫肌瘤的组织发生及组织起源，目前意见尚未一致。有人认为是由未成熟的子宫壁平滑肌细胞增生所产生，也有人认为是发生于子宫血管壁的平滑肌组织。

细胞遗传学分析一致证实子宫肌瘤具有染色体的结构异常，在临床实践中提示子宫肌瘤有家族遗传倾向。发现有2例以上患肌瘤的病人家族比1例病人的非家族，肌瘤发现频率高2.2倍。有家族史的妇女，即使不结婚也应注意检查。雌激素是肌瘤生长的主要促进因素，在临床上青春期前极少发生肌瘤，肌瘤随妊娠而长大，随绝经而缩小等现象已被临床经验所证实。

子宫肌瘤会自然消退吗？它会有哪些并发症

子宫肌瘤的生长与高雌激素水平有密切的关系，也就是说子宫肌瘤好发于卵巢功能旺盛的妇女；月经初潮前从不发生；绝经后随着体内雌激素的降低，原有肌瘤将停止生长，并逐渐退化萎缩。但并不是所有的肌瘤均会萎缩，在围绝经期，体内雌激素水平不稳定时，有的肌瘤反而会长大，这时应考虑手术治疗。

子宫肌瘤生长缓慢，无疼痛，且临床出现疼痛症状大多为肌瘤并发症所引起，有些病人初次就诊就因疼痛而来。肌瘤并发症有红色变性、感染、扭转等。

① 红色变性：子宫肌瘤红色变性多见于妊娠期或产后，也可发生于绝经期妇女，病人可出现严重的腹痛，伴发热，白细胞增高，检查肿瘤局部有明显压痛。

② 感染：子宫肌瘤感染多发生于子宫黏膜下肌瘤或宫颈黏膜下肌瘤脱出于阴道内，由阴道内的致病菌感染所致。黏膜下肌瘤感染引流通畅，很少发生盆腔炎，临床较少出现发热、腹痛等全身症状。如浆膜下肌瘤红色变性或扭转后，血运不良或肌壁间肌瘤囊性变等原因，可造成肿瘤中心部坏死，发生继发感染，病人可表现为急性腹痛、发热、肌瘤有压痛。必须积极控制感染，而后进行手术治疗。

③ 扭转：子宫肌瘤扭转多发生于浆膜下肌瘤。肌瘤带扭转后病人发生突然下腹痛、坠胀感。下腹部可触及肿物，有压痛，最明显处位于子宫侧的蒂根部。一经确诊，应立即

进行手术治疗。

子宫肌瘤变性就一定是恶性吗

子宫肌瘤可有各种退行性改变，大多数是良性的，而且常常没有临床表现。其中最常见的改变是透明变性，即使是小的肌瘤也会有一定程度的变性。其他的改变有黏液样变性、钙化、红色变性、脂肪变性等。

子宫肌瘤恶变率为 0.13%~1.39%，称为子宫肉瘤变，在女性生殖道恶性肿瘤中也较为罕见，但是恶性程度非常高。肉瘤样变多见于肌壁间肌瘤，40 ~ 50 岁妇女较多，30 岁以下较少见。肌瘤在短时间内迅速长大或伴有不规则出血者应考虑恶变。

子宫肌瘤也会长入血管中吗

子宫肌瘤也能长入血管内，形成子宫肌瘤向脉管内生长或由脉管壁本身的平滑肌组织增生后突向管腔内的肿瘤。除静脉外，淋巴管也可受累，所以又称脉管内平滑肌瘤。静脉内平滑肌瘤可以超出子宫，若未完全取净，可以在静脉中延伸达下腔静脉，甚至到达心脏。绝大多数病人同时有子宫肌瘤或过去有子宫肌瘤手术史。临床症状无任何特殊，可有月经过多或腹部包块，检查子宫增大，一般手术前不易诊断。手术时如见到子宫表面有一种特殊的静脉形态或暗红色结节，或阔韧带内有结节或暗紫色包块，或膀胱腹膜反折处静脉、宫旁静脉、卵巢静脉增粗并触之变硬，应提高警惕。病变主要在子宫肌壁或盆腔静脉内。静脉内平滑肌瘤病治疗后易复发，在子宫切除术时病变未超出子宫或将子宫外病变已完全切净，还可以在其他脉管内再发，有时会在子宫切除若干年后发生。有学者认为，复发与保留卵巢的内源性雌激素有关，主张做全子宫、双附件及子宫外肿瘤切除。

子宫肌瘤病人可以并发肺或淋巴结转移。有关子宫肌瘤的良性转移问题曾有争论。近年来认为，在罕见情况下，无核分裂象或仅有极少数核分裂象的良性子宫平滑肌瘤会扩散到盆腔或腹膜后淋巴结或肺部，有些病人是在良性子宫肌瘤病史术后几年出现肺转移。经检查，子宫与转移的肿瘤均为分化良好的平滑肌所构成，无细胞异型性、多型性，无肿瘤细胞坏死或异常分裂象，并在消化道、腹膜后或其他部位均未找到原发性平滑肌瘤转移的来源。这些良性转移性平滑肌瘤的病程进展缓慢，其预后难以估计。有时病人用激素治疗可以消退，但有的病情进展影响肺功能，则需采用手术治疗，切除肺部病灶。

子宫肌瘤发生恶变会有哪些症状

子宫肌瘤的恶变主要为肉瘤样变，发生率为 0.4%~1.25%。肉瘤样变主要发生在子宫肌层间的肌瘤（肌壁间肌瘤），多发于 40~50 岁妇女，30 岁以下比较少见。它主要表现为肌瘤短时间内迅速长大或伴有不规则出血。子宫肌瘤多数生长比较缓慢，而子宫肉瘤则为恶性，往往生长很快。对于肌瘤短期内迅速增大的妇女，要警惕子宫肌瘤恶变的可能。另外，已绝经妇女的子宫肌瘤会随绝经时间的延长往往萎缩，但如继续增大，也要考虑恶变的可能性。同时，子宫肉瘤由于肿瘤迅速长大，常会出现腹痛。这是由于肿瘤过度膨胀，或瘤内出血坏死，或肿瘤生长穿破子宫的浆膜层破裂出血所致。多表现为下腹隐痛或突然下腹痛、阵发性痛。另外，子宫肌瘤所引起的子宫出血除子宫黏膜下肌瘤外，多表现为月经过多，出血有周期性，经量过多，往往伴有经期延长。而子宫肉瘤所致阴道出血往往不规则，持续多日，量多或量少，子宫肉瘤还可发生突然阴道大量出血。出现这种不规则阴道出血，也可能提示子宫肌瘤恶变征兆。此外，子宫肌瘤通常不会引起发热表现，而子宫肉瘤则常常会导致低热。子宫肉瘤到晚期，更可导致消瘦、全身无力、恶病质表现等，也可以用来鉴别。患有子宫肌瘤的妇女，应定期去医院检查，当发现有 a. 不规则出血；b. 肌瘤短期内迅速增大；c. 伴有下腹疼痛时，更应及时到医院就诊，进一步检查以明确诊断。

子宫腺肌瘤与子宫肌瘤有哪些区别

子宫腺肌瘤与子宫肌瘤不容易鉴别。子宫腺肌瘤虽也是子宫增大，月经过多，好发于中年妇女，与子宫肌瘤从病史与妇科检查所见颇有类似之处。但鉴别的要点是两者的性质不同。子宫腺肌瘤不是肿瘤，产生的原因是应该生长在内膜层的腺体，异位至肌层内，随月经期而出血。其临床症状特点是进行性加重的痛经，并伴有肛门下坠感；阴道检查子宫呈一致性增大，一般为 10～12 周妊娠大小，很少大于 12 周者，其质地坚硬如石，有时经前和经后子宫大小可有变化。经前、经期子宫略增大而在经后较经前略见小，可能与肌壁间病灶内经期积血有关。子宫肌瘤则是良性肿瘤，子宫多呈不规则增大、质韧，虽有月经过多症状但无痛经。有时两者可以并存，子宫肌瘤合并有子宫腺肌瘤时会出现痛经病史。腺肌瘤不同于肌瘤之处在于其周围无假包膜存在，故与四周的肌层无明显的分界，因而难以将其从肌层剥出。

何谓子宫腺肌病与子宫腺肌瘤

当具有生长功能的子宫内膜组织出现和生长在子宫肌层时，称为子宫腺肌病或称子宫腺肌瘤，其特点是：子宫均匀性增大，一般不超过妊娠 12 周大小。由于病变多位于子宫的前后壁，故以子宫前后径增大多见。有 15%~40% 的子宫腺肌病与子宫内膜异位同时存在，而易与周围组织发生粘连。少数子宫内膜在子宫肌层中呈局限性生长，形成结节或团块，类似肌壁间肌瘤，称为子宫腺肌瘤。其中 70% 有临床症状，可出现经量增多、经期延长及逐年加剧的进行性痛经。治疗应视病人症状和年龄而定，若病人已近绝经时，可采用保守治疗。若病人长期有剧烈痛经，应进行全子宫切除。卵巢是否保留取决于病人的年龄和卵巢有无病变。

怎样才能早期发现子宫体癌

子宫体癌又称子宫内膜癌，是发生在子宫内膜的肿瘤，其中大部分为起源于内膜腺体的腺癌，称为子宫内膜腺癌。它主要表现为阴道出血。随发生时间不同可表现为绝经后阴道出血，围绝经期的月经紊乱，或40岁以下年轻妇女的月经过多或月经紊乱；异常阴道排液；下腹痛等。子宫体癌由于其生长慢，转移晚，症状显著，治疗效果在妇科恶性肿瘤中是比较好的。但是，治疗效果和临床期别有明显关系。有资料表明，Ⅰ期病人5年生存率可达98%~99%，Ⅱ、Ⅲ期病人为50%，Ⅳ期病人无一生存。因此，早期发现子宫体癌非常重要。

怎样能早期发现子宫体癌呢？大量流行病学调查表明，有下述高危因素的妇女容易患子宫体癌：身体过重，未孕，晚绝经，糖尿病，高血压，多囊卵巢综合征与患有产生雌激素的卵巢肿瘤病人及长期应用雌激素类药物者。这些妇女尤其应提高警惕，注意防止子宫体癌的发生。即使没有上述高危因素的妇女，也不能放松警惕，平时生活中应做到：

① 发现绝经后阴道出血或血性白带，应立即到医院就诊。

② 年过40岁有不规则阴道出血，虽经激素治疗仍不能止血，或一度止血又复发者；年龄较轻，但有长期子宫出血及不育史者，应警惕子宫内膜癌发生的可能。

③ 阴道持续性排液的病人应及早去医院就诊。

④ 有上述高危因素无症状的妇女，应定期去医院做宫颈细胞涂片、内膜细胞学检查；有症状者更需立即到医院做内膜活检，然后再进一步处理。

绝经后阴道流血属正常吗

绝经是指绝经前期的最后一次经潮。按理，绝经后，不应该再有阴道出血了。但人体是一个很复杂的综合体，有生理性的过程，也有病理性过程。从生理方面讲，绝经后因卵巢功能减退，使雌激素的分泌量减少，子宫内膜无法增生，引不起月经的形成。但体内还有肾上腺可分泌少量雌激素，此外，机体的脂肪过多也会增加雌激素的储存。雌激素逐渐积累的作用，也能使子宫内膜生长而引起子宫出血，导致绝经后阴道流血。

绝经后再次出血是一种不可忽视的症状，因许多妇科恶性肿瘤首先表现为阴道出血。绝经后阴道再次出血应及时就诊检查。

绝经后阴道流血可多可少，少者仅白带中略带血丝或内裤上偶有血迹，多者可如月经量或大出血。出血时间可以为持续出血，或间歇不规则出血，或接触性出血，许多病人并无其他不适。出血原因可归纳为以下几类：a. 生殖器官炎症，如阴道炎、盆腔炎、子宫内膜炎。b. 尚未取出的宫内节育器。c. 滥用雌激素及某些含雌激素的抗衰老药物。d. 生殖器官良性疾病，如子宫颈息肉、子宫内膜息肉、子宫肌瘤。e. 生殖器官恶性肿瘤，如外阴癌、宫颈癌、子宫内膜癌、卵巢癌、输卵管癌等。

多数妇科恶性肿瘤只要早发现，早就诊，早诊断，早治疗，是完全可以治愈的。一旦发现绝经后阴道流血，应尽早就诊，及时查找原因，以求及时治疗。不要一出血就以为患了妇科癌症，背上不必要的精神负担。当然，也不要见了出血仍不在意或讳疾忌医，以致延误治疗时机。

绝经后阴道排液属正常吗

妇女在绝经期以后，卵巢功能明显减退，雌激素水平维持在一种低水平状态，阴道黏膜、子宫内膜由于没有卵巢激素的作用而发生变薄、萎缩，表现出干燥。这时阴道内酸度下降，局部抵抗力降低，易引起阴道炎，出现白带增多，呈黄水状、稀薄的异常排液。

引起绝经后阴道排液的原因很多，有常见的和罕见的。除生殖道炎症外，常见的子宫颈癌、子宫体癌的早期症状为阴道有水样分泌物，这是癌组织破溃所产生的浆液性分泌物；晚期因癌组织坏死感染，有恶臭的脓血性分泌物。一般排液量多少不一，但特大量阴道排液甚少见。唯有原发性输卵管癌，其阴道流水是病人最特异的症状，表现为阵发性大量水样物流出，为淡红色或血性稀液，一般没有气味，并发感染时可有恶臭。因此，阵发性阴道大量排液，最大可能的疾患是原发性输卵管癌。

如果在绝经后出现阴道排液，应早期就诊，查明原因，对症治疗。

子宫内膜增生过长是癌前病变吗

子宫内膜增生是指发生在子宫内膜的一组增生性病变，少数会缓慢发展为癌。依据病变中有无腺上皮细胞的异型性，将其分为单纯增生、复合增生和不典型增生 3 种类型。其中单纯增生是由于无孕酮拮抗的雌激素长期刺激所致的子宫内膜生理性反应。雌激素水平的增高可以是内源性的（如反复发生无排卵月经、与雌激素相关的卵巢肿瘤及多囊卵巢综合征等），也可以是外源性的（如无孕酮拮抗的雌激素治疗）。其中无排卵月经是最常见的原因，这种类型的增生，多数发生在青春期和绝经前的妇女中；当出现排卵或给孕激素治疗，病变会退缩而恢复至正常，一般不会发展为子宫内膜癌。复合增生的病因和发病机制与单纯增生大致相似，少数复合增生可发展为不典型增生。不典型增生的发生与复合增生相似，但部分病人可以缓慢发展为子宫内膜腺癌，在重度不典型增生中，其癌变率可达30%~50%。子宫内膜的不典型增生具有一定的癌变倾向，被列为癌前病变，它与子宫内膜腺癌在组织发生上有密切关系。子宫内膜不典型增生发展为腺癌，常常是一个漫长的慢性过程，仅仅少数病例发展为子宫内膜腺癌。经预防性子宫切除后，一般预后良好。

对广大妇女来讲，发现有子宫内膜增生过长，不用害怕，大多数子宫内膜增生是一种可逆性病变，或保持一种持续良性状态，仅有少数病例在较长时间间隔以后可能发展为癌。只要密切随访，积极治疗，大多数预后都很好。只有个别病人忽略随访，延误了治疗机会。

子宫内膜息肉会发生癌变吗

子宫内膜局限性增生，在宫腔内形成息肉样突起，称为子宫内膜息肉。其发病原因：a. 与机体一系列功能紊乱有关。如影响激素节律的神经系统功能紊乱和慢性炎症所致的子宫组织血液循环及营养障碍。b. 子宫内膜基底层发生的小肿瘤，增殖发育进入内膜功能层，月经期也不剥脱，继续发育到子宫腔内形成息肉。

子宫内膜息肉，可为单个或多个，外观呈圆形、长圆形或舌形，直径为0.5~2厘米，偶有大至数厘米者。除少数基底较宽外，大多有蒂，有时可自颈管脱垂于阴道内。息肉呈粉红色，如有出血、坏死，可呈暗红或紫红色。

子宫内膜息肉可以恶变，它与子宫内膜息肉型腺癌难以鉴别。如息肉及其邻近组织均为癌组成，称为子宫内膜息肉样腺癌；如仅部分息肉组织恶变而蒂及邻近组织仍为良性，称为子宫内膜息肉恶变。

单个的子宫内膜息肉一般无临床症状，常因做经阴道超声检查及由于其他原因切除子宫做病理检查时发现。较大或多发的息肉常有月经量增多，经期延长或出现少量不规则阴道流血，如合并子宫内膜增生过长时出血更为明显。息肉脱垂于阴道内者，常发生感染、坏死、白带明显增多，可呈血性并有恶臭。

子宫内膜息肉脱入宫颈管、脱垂于阴道内时，诊断并不难。在宫腔内的息肉除可用宫腔镜下诊刮、活检外，一般诊断性刮宫就可确诊。通过病理检查即可了解是否内膜增生过长或息肉局部恶变，易与内膜腺癌相鉴别。

子宫内膜息肉经摘除或刮除术后，取得的组织送病理检查，除恶变外，均可定期随访，以防复发。年龄较大（40岁以上），出血量多，经治疗效果欠佳或反复发作者，考虑进行子宫切除为妥。

雌激素是发生子宫体癌的诱因吗

有关子宫内膜癌（宫体癌）的病因，曾引起广泛深入的探索，尚未得到肯定的结论。比较一致的看法是，雌激素和子宫内膜癌的发生有密切关系。当雌激素长时间、持续或高水平作用，或不适当的产生和刺激，包括外源性应用，是发生子宫内膜癌重要而直接的原因。雌激素可以引起子宫内膜的囊性增生、腺瘤样增生、以致不典型增生，进而发生子宫内膜癌。有排卵的月经，甚至在绝经前有排卵的月经，都可以因孕激素的作用而减少雌激素对子宫内膜的作用。所以，子宫内膜癌很少发生在有排卵的绝经前妇女。长期不排卵造成的缺乏孕激素对雌激素的对抗作用，使子宫内膜癌的危险性增加。不育妇女内膜癌的危险性增加，因一般妊娠妇女，在妊娠期胎盘可产生大量雌激素及孕激素，使子宫内膜发生相应的妊娠期变化。分娩后，由于哺乳对垂体和丘脑下部的作用，又使得卵巢功能暂时处于抑制状态，这样每经过一次足月妊娠，子宫内膜即可免受雌激素一年或数年之刺激。而不育妇女缺乏妊娠的影响，其子宫内膜乃不间断地受到雌激素的刺激，相应地增加了内膜癌变的机会。另外，子宫内膜癌病人很多是肥胖妇女，肥胖者体内脂肪组织的雄烯二酮可以转化雌酮和雌二醇，因而造成持续性雌激素的作用。多囊卵巢综合征、卵巢颗粒细胞瘤都因体内产生较高雌激素而造成子宫内膜不典型增生，乃至癌变。

此外，绝经后血中雌激素水平并不高，也并不意味内膜癌的危险下降。因为肾上腺皮质类固醇可以在脂肪组织转化为雌激素，以增加对内膜的刺激。

雌激素替代治疗会引起子宫体癌吗

随着人们生活水平的提高，对医学认识的发展，雌激素的运用越来越受到重视。雌激素受体可存在于几乎全身所有组织器官。当雌激素水平降低后，几乎所有的系统都受到影响，产生一系列的病理生理变化。所以，那些人工绝经或早发绝经妇女以及围绝经期综合征症状严重和绝经后老化现象发展迅速者等，都有使用雌激素的要求。但她们中一些人存在一定顾虑:雌激素替代治疗是否会引起子宫体癌?

子宫内膜癌是子宫内膜病变由增生到恶变的终点,无拮抗的雌激素,无论是内源性还是外源性,都会使子宫内膜出现不同程度的增生及使内膜癌的发病率增高。但它仍取决于雌激素的用量、累积剂量和使用时间。近年来,雌激素替代治疗中加用孕激素,可以减少雌激素对子宫内膜的影响,使原先存在的内膜增生发生蜕变,甚至能使已有某种程度分化的癌瘤发生退化。雌激素的用量及种类的选择,对子宫内膜的作用尽可能以小为原则。加上当代医疗条件不断发展,临床的筛选和监测、及时治疗,都会使雌激素替代治疗所造成可能增加子宫体癌的危险性降到最低限度。据统计资料显示,接受雌激素加孕激素替代治疗的人群中,子宫体癌的发病率与未接受激素治疗的人群相比,在相当长的一段时间内,其发病率无明显差异。

凡使用雌激素替代治疗的对象,应在医生的指导下正确使用,并在进行全面的体检、排除用药禁忌证后,可以在定期随访中使用雌激素替代治疗,所带来的利益远大于发生子宫内膜癌的危险性。

绝经后肥胖的妇女为何易患宫体癌

雌激素和内膜癌(宫体癌)有密切的关系。雌激素长时期持续存在或处于高水平,抑或不适当的产生与刺激,是发生子宫内膜癌重要而直接的原因。在绝经前有排卵的月经,可以因孕激素而减少雌激素对子宫内膜的作用,虽然绝经后因卵巢功能衰退,使雌激素的分泌减少,但体内还有肾上腺可分泌少量雌激素，逐渐积累，也能使子宫内膜生长。

肥胖明显的妇女增加患子宫内膜癌的危险性，体重超过正常的15%，其危险性增加3倍。因机体的脂肪过多，将增加雌激素的储存，以及增加血浆雄烯二酮转化为雌酮。雌酮的雌激素效应较其他雌激素强，增加了对子宫内膜的作用。另外，一些肥胖型糖尿病病人，由于垂体功能及内分泌代谢紊乱，造成其子宫内膜癌的危险性比正常人增加2.8倍。这就是所谓子宫内膜癌病人常有的肥胖——高血压——糖尿病三联征。这些病人的肥胖大多呈五短身材，手足纤小而“中心”肥大，面如满月，颈、胸、腹部脂肪堆积，但四肢不显著。

肥胖、超重的妇女，尤其在绝经后更要注重自己的高危“体型”，定期检测子宫内膜情况，可通过阴道B超测量子宫内膜的厚度。如发现有阴道流血者更应重视，尽早诊治。

子宫体癌的发病率为何会逐步上升

近年来子宫内膜癌的发病率呈持续上升，已成世界性趋势，可能成为未来非常多见的妇科癌瘤。

由于妇女防癌普查普治的大力开展，子宫颈癌的发病率有所下降。子宫内膜癌和宫颈癌发病比例已由20世纪50年代的1:5~10，变为1:3或1:1，甚至有发生“倒置”现象。在妇女癌肿中宫体癌的发病率相对上升。子宫内膜癌发病率上升的主要因素是：a. 由于生活的改善与发展，人的寿命明显延长，更多的妇女达到了内膜癌发病的危险年龄。

b. 更多的医疗保健、医疗检查，使病人得到及时发现和确认。c. 内外环境因素，最突出的是外源性雌激素的应用。在美国，1960～1975 年，50～54 岁妇女的子宫内膜癌增加了 91%，被认为与应用各种雌激素有关。d. 在某些意义上，子宫内膜癌的诊断范围扩大，包括重度不典型增生，以及与原位癌、分化好的腺癌在病理意义上的界限不清。

患了子宫体癌会有哪些表现

子宫体癌可发生于任何年龄，但基本上是一种老年妇女的肿瘤。一般认为，子宫体癌的好发年龄比子宫颈癌推迟10 年。平均年龄在 55 岁上下，发病在 40 岁以下者占 5%~10%，各种类型的子宫出血是该病最突出的症状，由于 50%~70%的病人发病于绝经之后，故绝经后出血成为病人最重要的主诉之一。尚未绝经者，表现为不规则出血或经量较多，经期延长。而阴道异常分泌物常为瘤体渗出或继发感染之结果，可表现为血性液体，或浆液性分泌物，有时可有恶臭，但远不如宫颈癌之显著。单纯表现为分泌物异常而不伴出血者，在子宫体癌中比较少见。

一般子宫体癌病人疼痛并不多见，少数病人有一种下腹疼痛感觉，可能和病变较大突入宫腔引起宫腔挛缩有关。病变在子宫下段或颈管时，可能因引流不畅，形成宫腔积血或积脓，发生疼痛、压痛以至感染症状。有时因肿瘤压迫神经丛，引起持续下腹、腰骶部或腿痛，是病变进入晚期表现。

凡绝经后发现阴道流血或异常排液，都应视为一种“警告”。不论其量多少，持续时间多长，发现几天，都应寻其出血部位及原因，及早诊治。

子宫体癌与子宫颈癌是一回事吗

子宫可以分为子宫体及子宫颈两部分，生长在该处的肿瘤也分别命名为子宫体癌及子宫颈癌。子宫体癌又称子宫内膜癌，它是指原发于子宫内膜的一组上皮性恶性肿瘤。病变主要呈局限型或弥散型，由子宫内膜开始生长，并可浸润和扩散，累及宫颈、盆腔脏器或远处转移。目前认为雌激素与其有密切关系；肥胖，长期内分泌失调，患分泌雌激素的卵巢肿瘤，晚绝经都可诱发内膜癌。该病好发年龄平均在 55 岁上下，比子宫颈癌推迟 10 年。临床上以子宫异常出血为最突出症状。50％~70％病人发生于绝经之后，故绝经后阴道流血成为子宫体癌的最主要主诉之一。治疗以手术为主，放射治疗和化学药物治疗敏感性较差。

子宫颈癌是原发于宫颈上皮的恶性肿瘤，是全球妇女中仅次于乳腺癌的第二位最常见的恶性肿瘤，病变多发生于宫颈阴道部。该病的发生与性行为有关，初次性交年龄过早、多个性伴侣、不洁性行为易诱发该病。目前已经确认人乳头瘤病毒生殖道感染在宫颈癌中具有重要作用。另外，多产和宫颈癌也有关，宫颈癌临床表现随病期不同而异。原位癌和早期浸润癌常无症状，仅是通过防癌检查才发现；中晚期宫颈癌病人常主诉大量阴道排液及接触性出血。该病对放射治疗敏感，可用于各期宫颈癌；早期宫颈浸润癌可进行手术治疗法。

从病人的临床表现及病因来看，子宫体癌和宫颈癌完全不是一回事，诊断与治疗也不尽相同。

子宫体癌是怎样划分期别的

对于子宫体癌的临床分期多年来众说纷纭。目前较多采用的是1989年国际妇产科联盟（FIGO）按照肿瘤侵犯的解剖学范围、是否累及宫颈、是否存在邻近脏器和淋巴结转移等制定的临床期别。

① 子宫内膜癌的分期：是根据病灶侵犯的范围而定的，Ⅰ期病变在子宫的体部；Ⅱ期侵犯到了子宫颈部；Ⅲ期则指癌瘤把子宫壁全部穿透并造成输卵管、卵巢、阴道等受累，或从腹水中发现癌细胞，或从盆腔或主动脉旁淋巴结中也找到转移癌。Ⅳ期更是侵犯到膀胱，直肠，甚至远处转移。

② 子宫体癌有哪几种类型：子宫体癌也称子宫内膜癌，是指原发于子宫内膜的一组上皮性恶性肿瘤，其中以子宫内膜样腺癌最常见，通常又称作子宫内膜腺癌，多数预后较好。

子宫体癌大体形态上按肿瘤生长方式，病变主要表现为局限型和弥散型。局限型者病变限于一个区域，多位于子宫底部和宫角附近，后壁比前壁多见；肿瘤形成局部的斑块、息肉或结节，有时呈多发性。早期病变可因刮宫使病变消失，弥散型较多见。随着病程进展，肿瘤累及大部分或全部子宫内膜，呈多发息肉状或绒毛状，填塞宫腔，瘤组织质脆，灰白色，缺少光泽，晚期伴有出血、坏死或溃疡形成。肿瘤可浸润肌层或向下蔓延累及宫颈，甚至突出于宫颈口。

③ 子宫内膜癌从病理上分类（1988年，国际妇科病理协会，ISGP）：依据肿瘤的组织学类型可分为：a. 子宫内膜样腺癌。b. 浆液性腺癌。c. 透明细胞癌。d. 黏液性腺癌。

e. 鳞状细胞癌。f. 未分化癌。g. 混合癌。其中,子宫内膜样癌的预后最好,未分化癌的预后最差。

患了子宫肉瘤会有哪些症状

患了子宫肉瘤最常见的症状是不规则阴道出血,往往持续出血多日,量多或量少,还可伴有突然阴道大量出血。另外,由于肉瘤发展较快,肿瘤迅速长大,常出现腹痛。这是由于肿瘤过度膨胀,或瘤内出血坏死,或肿瘤生长穿破子宫的浆膜层破裂出血,所引起的急性腹痛。同时,由于肿瘤生长迅速,有时病人可在下腹部摸到肿块;肿块较大时则压迫膀胱或直肠,出现尿急、尿频、尿潴留、大便困难、干燥等症状;如压迫盆腔血管会出现下肢水肿等症状。肉瘤晚期可出现消瘦、全身无力、贫血、低热等症状,如转移到肺,则咳嗽、咯血;如转移到脑,则出现头痛、下肢瘫痪等症状;当肿瘤自宫腔下垂至宫颈及阴道内时,或宫颈平滑肌肉瘤发生感染时,常有恶臭味分泌物排出。

可以看出,子宫肉瘤和其他生殖道恶性肿瘤及子宫肌瘤的症状很相似,因而难以早期诊断。但是,如果提高警惕,还是有可能及早发现患病的。对于绝经前后、幼女的阴道出血,宫颈息肉样物,以及子宫肿物快速增大及突发疼痛,或绝经后子宫肌瘤继续增大,均应及时到医院就诊,请医生做进一步检查。

生长在卵巢和输卵管的肿瘤

何谓卵巢肿瘤？它有多少种类

正常的卵巢在未发育的女孩中呈细长条形。成年妇女的卵巢长2.5~5厘米，宽1.5~3厘米，厚0.6~1.5厘米，绝经后的老年妇女卵巢萎缩到1.5厘米×0.75厘米×0.5厘米。当正常卵巢组织全部或部分被肿瘤所替代时，就形成了卵巢肿瘤。卵巢由皮质部、髓质部及卵巢门所组成，各部分的组织成分来源不同，有的来自体腔上皮，有的来自性腺间质，也有来自胚胎之性腺等，种类不少于百余种，是人体各种器官中组织来源最复杂的肿瘤。为了便于归类及掌握，大致把卵巢肿瘤分成以下几类：

① 上皮性肿瘤：如卵巢浆液性囊腺瘤（恶性则称"癌"，以下相同）、黏液性囊腺瘤等。

② 性索间质肿瘤：如颗粒细胞瘤、卵泡膜瘤、纤维瘤等。

③ 生殖细胞肿瘤：如畸胎瘤、无性细胞瘤、内胚窦瘤。

④ 非特异性肿瘤：由于全身各种组织在卵巢内都有反映，均可形成肿瘤，如来自肌肉、血管、淋巴管、脂肪组织等的肿瘤。

⑤ 转移性肿瘤：由身体其他部分所患恶性肿瘤，经过血管、淋巴或体腔可侵入卵巢形成转移性肿瘤，最多见的是

来自胃肠道(胃、乙状结肠、直肠等),其次是乳腺,其他生殖器官及淋巴瘤转移至卵巢。

生长在卵巢上的肿块都是肿瘤吗

在妇科检查、超声检查时发现的肿块并不全是肿瘤,尤其在生育期体检的妇女,由于生理、感染、疾病等因素,在卵巢上也可形成肿块。在以下情况下就不属于肿瘤:

① 多囊性卵巢:这是一种内分泌疾患,妇科检查时可扪及增大的卵巢,有的可增大2~3倍。但这类病人常常伴有闭经、肥胖、多毛等内分泌异常。

② 卵巢巧克力囊肿:这是子宫内膜异位症中极常见的体征。异位子宫内膜随月经周期出血而形成出血性囊肿,囊内积聚大量陈旧血液,色如巧克力而得名。这类病人妇科检查时可在卵巢部位扪及囊性肿块,有单侧也有双侧,易与肿瘤相混淆。

③ 卵巢炎性肿块,如输卵管卵巢脓肿及脓液吸收后形成的输卵管卵巢囊肿。

这些肿块常常需与卵巢肿瘤相鉴别。由于卵巢肿瘤,尤其是恶性肿瘤对女性健康的危害特别大,病死率又居高不下,在鉴别有一定困难时,应做剖腹探查或腹腔镜手术。

生育年龄妇女卵巢上会有哪些非赘性肿块

生育期年龄妇女发现卵巢增大并有囊性结构,并不一定表示真正患了卵巢肿瘤。大多数情况下可能是卵泡发育过程中卵泡液积聚而未引起排卵，也可能只是单纯的囊泡。另外也有可能是发生在卵巢上的子宫内膜异位囊肿。重视这些的主要目的是为了必须和卵巢上的真正肿瘤相区别。

这些卵巢囊肿可以分为以下几种情况：a. 卵泡囊肿。由于卵泡不成熟或成熟不排卵，致使卵泡内液体储存所形成。一般不大，直径很少超过 5 厘米，囊壁薄，内含有雌激素的清液，可以引起停经或经期延长。这些卵巢囊肿由于液体吸收或囊壁破裂往往能自行消失，因此不需特别处理，可定期复查。b. 黄体囊肿。较卵泡囊肿少见，往往为黄体持续存在所引起，肿块也可以达 5 厘米左右，妊娠黄体也可增大形成囊肿。一般在 3 个月后可自然消失。c. 多囊卵巢。一般来说，双侧卵巢增大，卵巢的皮质增厚，内有多数发育不同程度的卵泡，病人往往有闭经及多毛症，这时首选的是药物治疗。d. 黄素囊肿。与黄体囊肿不同，黄素囊肿多见于葡萄胎或绒毛膜癌，它是由于大量绒毛膜促性腺激素刺激卵泡而引起。囊壁光滑，而且多是双侧卵巢，体积大小不一，大者直径可达 10～15 厘米，甚至更大。另外，多胎妊娠、妊娠高血压综合征、口服大剂量雌激素及在治疗不孕过程中注射绒毛膜促性腺激素时，也可发生黄素囊肿。e. 子宫内膜异位囊肿。在出现卵巢子宫内膜异位症时，由于周期性出血，造成血液潴留在卵巢中形成囊肿，又称卵巢巧克力囊肿。

患了卵巢囊肿为何会引起急腹痛

一般情况下，因腹腔空间大，发生卵巢囊肿时病人自己感觉不到。但是有些因为发生了如扭转、破裂、感染等并发症，才会发生急腹痛促使病人就医。

有的卵巢囊肿长得如同带蒂的瓜果，蒂比较长，瘤中等大小，表面光滑，与周围又没有粘连，容易发生蒂扭转。像卵巢畸胎瘤，一般蒂比较长，且重心偏于一侧，当突然站立、弯腰或发生肠蠕动的时候，瘤体可以发生转动，妊娠子宫使瘤体升入腹腔，更有了活动的余地，很容易发生扭转。卵巢囊肿发生急性扭转时，静脉回流受阻，瘤体内部出血、坏死，周围腹膜发生炎症，如不能及时解除，囊内出现血管破裂，进一步可使肿瘤坏死、感染或是破裂，造成严重后果。一经确诊应立即进行手术。

有时卵巢囊肿会自发破裂或外伤破裂。自发性破裂是因为肿瘤生长太快，其中多数为恶性肿瘤浸润性生长而穿破囊壁。肿瘤扭转后也可发生破裂。外伤性破裂是由于受到重击或挤压囊肿破裂。囊肿破裂后内容物流入腹腔，囊肿缩小甚至于不能触及，但应立即剖腹探查。如不及时手术，可发生腹膜炎、肿瘤细胞种植及内出血。

感染也是卵巢囊肿的常见并发症，感染后可引起高热、腹痛、白细胞增高，肿物具有压痛，治疗可先用抗炎药物。如短期内不能控制，应及时进行手术。

怎样区别卵巢良性肿瘤与恶性肿瘤

卵巢肿瘤性质复杂，种类繁多，要最后明确其良性或恶性，只能靠病理诊断。假如，在手术之前能对卵巢肿瘤的良性或恶性有一个初步估计，无论是对病人还是医生，都是有益的。

卵巢良性肿瘤多见于生育年龄妇女，身体情况较好，病程较长，一般为单侧卵巢囊肿，肿块逐渐增大，包膜完整、活动，表面光滑，无腹水，肿块呈囊性，囊壁内光滑，形态一致。卵巢恶性肿瘤多发生于绝经前后妇女及幼女或少女，病人一般情况较差，病程短，一般为双侧卵巢肿块，肿块生长迅速，包膜破裂或与临近器官粘连，表面有凸出物，伴有腹水，肿瘤内部有出血、坏死，肿块呈实性或半实性，囊内壁有乳头，形态多样化。妇科检查可扪及盆腔内有质硬结节，肿瘤生长迅速，两次妇科检查结果差别很大。病人可迅速消瘦、衰弱，有时有发热。根据以上情况，可作出良性或恶性的初步估计，诊断困难时可做超声波等进一步检查。凡是真正的卵巢肿瘤，不论良性或恶性都要进行手术治疗。这是因为卵巢肿瘤分类很多，虽然现代已有种种诊断技术，如超声波检查、X 线检查和 CT 检查，但有时还是难以区分究竟是良性还是恶性卵巢肿瘤，尤其是早期的卵巢恶性肿瘤。即使是卵巢的良性肿瘤，也会发生扭转、破裂、感染等并发症，这时都必须进行急诊手术治疗。一旦发现卵巢肿瘤，都应及早手术。手术中往往要做快速冷冻切片病理学检查，进一步明确是良性还是恶性，最终的确诊要依靠手术标本做石蜡病理学检查，有时还需加做免疫组织化学等检验来加以确诊。

卵巢囊肿内为何会有"巧克力"

女性从新生儿到衰老，是一个渐进性的生理过程，月经的来潮是青春期开始的一个重要标志，子宫是月经期出血的部位。正常情况下，在卵巢分泌的雌激素和孕激素作用下，子宫的内膜呈现增殖、分泌、剥脱和修复周期性变化。

这种周期性的出血称为月经，也就是说这时的出血是子宫内膜剥脱导致的。

子宫内膜异位症是一种疾病，主要变化为生长在子宫内膜以外的异常部位内膜，随卵巢激素的变化而发生周期性出血。子宫内膜异位症从青春期开始、以生育年龄妇女多见。发生在卵巢上的子宫内膜异位症最多见，约80%的病变累及一侧卵巢，双侧卵巢也可能同时累及。病变早期，在卵巢表面见紫褐色斑点或小泡。随着病变的发展，卵巢内异位内膜可因反复出血而形成单个或多个囊肿，囊肿内部含暗褐色黏糊状陈旧的血，状似巧克力样液体，所以把卵巢的子宫内膜异位囊肿又称为卵巢巧克力囊肿。一般囊肿直径多在5~6厘米以下，最大直径可达到25厘米。当囊肿增大时，整个卵巢囊肿内容物为巧克力样液体，而囊肿表面呈灰色。病人往往有痛经，性交痛，婚后不易受孕。如果卵巢巧克力囊肿破裂，会出现急腹痛，常常需要进行手术治疗，去除腹腔内的巧克力样液体，剥除卵巢巧克力囊肿。

卵巢巧克力囊肿会发生恶变吗

卵巢巧克力囊肿本身不是肿瘤，它在临床表现上，某些方面很像肿瘤。卵巢巧克力囊肿如果没有治疗或未经彻底治疗，会不会发展成癌呢？这往往是病人最关心的问题。

据统计，卵巢子宫内膜异位症病人中有1%~2%会发生恶变，变成卵巢癌。卵巢巧克力囊肿发生恶变时，诊断标准应符合以下4点：a. 在恶性部位必须找到原来的良性子宫内膜组织。b. 排除是由其他部位浸润或转移而来的癌肿。c. 子宫内膜腺体和间质同时存在。d. 标本中有良性异位子宫内膜向恶性转变的证据。患有卵巢巧克力囊肿的妇女，除了定期进行妇科检查和 B 超检查及 CA125 测定外，对久治不愈或 B 超图像有异常发现，或较大的卵巢巧克力囊肿，经药物治疗效果不显著时，都有进行手术治疗的必要。

北京协和医院曾对病变分布在这个部位的 150 例病人进行手术治疗，切除的病变，经过病理检查，没有一例呈恶变现象。其中部分病人为了保留生育功能，手术时往往很难将盆腔内的病灶彻底切除，但是这些病人经过手术后长期随访，也无一例发展为癌。这些临床资料显示，对某些轻症病人可采取观察的方针，不加治疗，同时病人也可以消除顾虑。

人工流产后为何会发生卵巢巧克力囊肿

近来，人工流产引起子宫内膜异位症的看法在妇产科学界相当广泛，并提出“医源性子宫内膜异位症”的说法，告诫年轻妇女要加强避孕，减少人工流产次数。

在进行人工流产手术时，常采用电动负压吸宫术来清除宫腔内的小胚胎。操作时易促使子宫内膜的碎片和血液通过输卵管进入盆腔，这些子宫内膜组织种植在卵巢上会发生卵巢子宫内膜异位症。在卵巢分泌的雌激素和孕激素作用下，这些异位的子宫内膜呈现增殖、分泌和出血，与月经一起形成周期性出血，血液积存在卵巢中，导致陈旧性血液储留。随着病程的延长，会形成卵巢巧克力囊肿。继发的痛经是典型症状，且多数随局部病变加重而逐年加剧。疼痛多位于下腹部及腰骶部，可放射至阴道、会阴、肛门和大腿，常在月经来潮前1~2天开始，经期第一天最剧，以后逐渐减轻，至月经干净时消失。这是由于月经期盆腔内部位于卵巢的异位子宫内膜同时也在出血所致。疼痛的程度与病灶大小并不一定成比例，病变严重者如较大的卵巢巧克力囊肿可能疼痛较轻，而散在盆腔腹膜上小的结节病灶可导致剧烈的痛经。

生育年龄的妇女要咨询医生，选择适合于自己的避孕方法。如果一旦发生了无避孕措施的性生活，可在第二天去医院就诊，采用药物进行紧急避孕，成功率可达90%左右。不要等待妊娠已建立才去做人工流产吸宫术。

患了卵巢巧克力囊肿为何会产生不育

卵巢巧克力囊肿病人，由于经期时囊肿内出血较多，囊腔内压力增高，囊壁可出现小的裂缝并有极少量血液渗漏，但裂缝很快被漏出物引起的腹膜局部炎症反应和组织纤维化所闭合，并导致卵巢与临近的子宫和肠壁粘连，往往也累及输卵管，输卵管管腔可能通畅，但管壁因扭曲而影响其蠕动。盆腔内广泛的粘连和输卵管蠕动减弱，可以影响卵子的排出和摄取，以致出现不育。另外，现在的研究成果也提示：子宫内膜异位症病人可能与卵巢黄体功能不足和卵巢黄素化未破裂综合征有关，这也是造成不育的原因。

卵巢巧克力囊肿较小时，B超检查可以确定卵巢囊肿的位置、大小和形状。但由于囊肿的回声图像并无特异性，故不能单纯根据B超检查确诊，需进行腹腔镜检查，并对病灶部位取组织做病理学检查进行确诊。如果卵巢巧克力囊肿小于6厘米，腹腔镜检查同时可以做囊肿穿刺抽液，尽量把巧克力样液体抽吸干净，并将盆腔内结节作电灼，如果复发可再做手术。目前，随着电视腹腔镜检查治疗技术的不断完善，还可以在腹腔镜检查的同时，进行卵巢巧克力囊肿剥出手术。如有良好的技术可减少手术后的粘连，又无腹壁上的手术瘢痕，所以说腹腔镜是诊断卵巢巧克力囊肿的最佳办法。

卵巢巧克力囊肿手术后为何还易复发

卵巢巧克力囊肿是子宫内膜异位症的一种形式，该病一般见于生育年龄的妇女，30~40岁的妇女多见。初潮前不会发病；绝经后异位的子宫内膜组织逐渐萎缩吸收；妊娠或使用性激素抑制卵巢功能可暂时阻止该病的发展，故子宫内膜异位症的发病与卵巢的周期性激素分泌变化有关。卵巢巧克力囊肿剥出手术只是去除了子宫内膜异位的病灶，病因并未清除，所以卵巢巧克力囊肿剥出手术后易复发，这种手术称为保留卵巢功能的手术。如果病人在45岁以上，同时伴有子宫、双侧附件和盆腔内病灶时，可以进行根治性手术，也就是切除子宫及双卵巢，没有卵巢激素的分泌，即使体内残留部分异位内膜病灶，也将逐渐萎缩退化以致消失。

过去认为，卵巢巧克力囊肿时往往伴有盆腔子宫内膜异位的病灶，在手术前2~3个月最好用些药物，可使卵巢囊肿缩小，组织软化，手术时也易于分离。但近年来的观点认为，手术前用药有害无益，因为手术前用药可使盆腔器官和异位病灶血运增加，组织变脆，反而给手术中分离造成困难，增加手术中出血。手术后的用药应该根据不同手术方式区别对待。已切除双卵巢的病人，不存在复发问题，手术后不需要用药。若为保留卵巢功能的手术，如卵巢巧克力囊肿剥出手术的病人，手术后因病因未去除或未能完全切除的残留病灶，在卵巢激素的作用下仍可能发展，则手术后用药3~6个月可能还是有益的。

畸胎瘤是妇女怀了怪胎吗

畸胎瘤是卵巢生殖细胞肿瘤中最常见的一种，它并非是妇女怀了怪胎以后生成的瘤子，而是来源于卵巢内部的生殖细胞。它含有人体外胚层、中胚层、内胚层3种组织成分，所以瘤子里会有毛发、油脂、皮肤、牙齿、骨片等外胚层组织，也可以有中胚层或内胚层组织，如肌肉、胃肠、甲状腺组织。但不是生了怪胎。

畸胎瘤有好几种，绝大多数是卵巢囊性成熟畸胎瘤，又叫作皮样囊肿。可以发生在任何年龄，常常见于20~30岁的妇女。皮样囊肿里最多见的是毛发、油脂、牙齿、骨片等外胚层组织，这些组织分化成熟，卵巢囊性成熟畸胎瘤是良性的。它的恶变率为1%~3%，多数发生在老年病人，平均年龄51岁，一般恶变为鳞癌。

畸胎瘤需要进行手术治疗，生育年龄的妇女不一定要切除卵巢，可以把瘤子剥除而保留一些正常卵巢组织，不影响卵巢功能，手术后妇女仍可有正常月经、受孕。但是，不少病人是因为皮样囊肿蒂扭转，甚至皮样囊肿破裂发生急腹痛时，才进行手术治疗，这时就无法保留这一侧的卵巢组织了。畸胎瘤往往是双侧性的，术中必须仔细检查对侧卵巢。

卵巢恶性肿瘤在妇科肿瘤中所占比例有多高

卵巢恶性肿瘤的发病率在女性恶性肿瘤内所占的比重，据1991年统计，全世界卵巢恶性肿瘤数为14万人，占全部女性恶性肿瘤的4%。据北京、上海、广州等7省市统计，共有卵巢癌4万多例，约占全部恶性肿瘤的2.4%~5.6%。它在妇科恶性肿瘤中的比重随着时间推移，与过去相比有了一定变化。1980年之前，次于宫颈癌及宫体癌居第三位，但随着宫颈癌发病率的大幅度下降，卵巢癌已上升至第二位。在上海地区，1999年已上升至首位。此外，由于宫颈癌及宫体癌在防治工作中取得了较好的成效，相对而言卵巢癌收效甚少。据国外报道，卵巢癌的病死率已超过了宫颈癌及宫体癌两者之和，成为造成死亡原因首位的恶性肿瘤。

国内外学者近数十年来对卵巢恶性肿瘤虽已作了不懈的努力，但5年生存率总体上仍然很低，在35%~38%。为了降低卵巢癌对广大妇女生命的威胁，除积极提高诊治水平外，还应从预防着手。通过流行病学研究，了解其流行概况，总结高危因素，探索发病机制，从而找出行之有效的预防措施，以降低发病率。

卵巢恶性肿瘤最易发生在什么年龄

卵巢肿瘤是人体组织来源最复杂的肿瘤，而各种不同类型的好发年龄也各不相同，大致有以下的规律性：

① 来自于上皮的卵巢肿瘤可以发生在任何年龄，但高发的年龄组为40～60岁，小于等于19岁的年轻女性只占3%，是危及中、老年妇女最常见的肿瘤。在全部卵巢肿瘤中占2/3，中、老年妇女得了卵巢肿瘤，首先想到的应该是上皮来源的肿瘤。

② 来自生殖细胞的肿瘤大多发生在年轻的女性，其中小于等于19岁的占87%，绝经后妇女得该病的只占7%。在北京协和医院统计的70例恶性程度极高的内胚窦瘤中，80%小于30岁，最小的仅6个月，最大的43岁，平均年龄为14岁；而18例无性细胞瘤中，最小的12岁，最大的31岁，平均21岁。因此青少年女性若患卵巢肿瘤，必须高度警惕来自生殖细胞的肿瘤。

③ 性索间质来源的肿瘤虽可发生在女性一生中的任何年龄，特征也不明显，但其中有些类型，如幼年型颗粒细胞瘤97%发生在30岁以前。

患卵巢恶性肿瘤会有哪些危险因素

卵巢恶性肿瘤的危险因素虽不如宫颈癌那么明显突出，但遗传因素与卵巢癌的发生具有一定的关系。据1992年Houlston报道，卵巢癌病人的一级女性亲戚（如母女、亲姐妹等）患卵巢癌的相对危险性达4.53（注：相对危险是指若无家属史者，发病的可能为1，而有家族史者发病可能达到4.53），而子宫颈癌仅为1.05（即有无家族史关系不大，此值越高，危险倍数越高）。另据报道，有卵巢癌家族史的妇女，若是直系亲属，则其患卵巢癌的概率可达50%，而一般人群仅为1.43%。

根据病例报道和人口流行病学调查显示，遗传倾向在一部分上皮性卵巢癌发生中是一个重要因素，遗传因素在卵巢癌的病因学中的作用已受到大家的关注。研究发现，卵巢癌属于常染色体的显性遗传，也可有多基因遗传的形式。还有一些现象值得引起注意，有人提出卵巢癌与现代西方的生活方式直接相关，这一点进一步被各国出现的发病率差异一致性所证实。有关文献资料同时显示，城市人群明显高于农村；未生育和独身女子具有得病的危险；饮食习惯中脂肪消耗量多及经常食用油煎食物与发病有关，尤其后者，发病危险可增加3倍。

卵巢癌是妇科恶性肿瘤中危险最大的疾病，识别卵巢癌的发病规律和模式，对实行预防措施有积极意义。

何谓输卵管癌

输卵管癌是原发于输卵管的恶性肿瘤，是较少见的女性生殖道恶性肿瘤。它绝大多数是乳头状腺癌，其他组织类型还包括透明细胞癌、鳞癌、腺棘癌、腺鳞癌、黏液癌及子宫内膜样癌等。

输卵管癌的临床主要分为5期。0期：原位癌（指肿瘤局限在输卵管黏膜）。Ⅰ期：肿瘤扩展到黏膜下或肌层，但未穿透浆膜。Ⅱ期：肿瘤扩展到盆腔。Ⅲ期：肿瘤扩展到上腹腔及淋巴结转移。Ⅳ期：超过腹腔以外的转移。

输卵管癌的早期多无症状。随着病情的发展，可出现阴道排液、阴道流血、盆腔肿块、腹痛、肿瘤压迫症状和恶液质等。其中典型的输卵管癌表现为“三联症”即腹痛、盆腔肿块、浆液性阴道流液，但大多数输卵管癌表现并不典型。同时由于输卵管癌的发生率低，在临床上又没有特异与可靠的诊断方法，因此手术前早期诊断相当困难。对阴道液体进行细胞学检查、阴道超声、核磁共振、血清 CA125 测定、宫腔镜或腹腔镜检查及子宫内膜检查等都可用来帮助明确诊断。

输卵管癌的主要治疗手段是手术治疗，手术范围根据病人的病变范围、分期、年龄及对生育的要求等因素综合考虑。对中、晚期病人手术后多采用化疗作为主要的辅助治疗。此外，还可在手术后进行放射治疗。

患输卵管癌会有哪些表现

早期的输卵管癌常无症状。随着病情的发展可以出现下列症状：a. 阴道排液：输卵管通过伞端与腹腔；间质部与宫腔连通，正常情况下输卵管内分泌的少量液体进入腹腔而不通过宫腔经阴道排出。患输卵管癌时，癌组织在输卵管内生长，渗出较多，加上输卵管伞端又常常被阻塞封闭，因此渗液即向宫腔排溢，经阴道流出。这是输卵管癌重要的临床症状，大约有 50％以上的病人有阴道排液表现，排出的液体多为浆液性或浆液血性，量较多，甚至可达 1 000 毫升以上。有时排出液体中还混有脱落坏死的组织碎片。其次有下腹阵痛，随之间歇性阴道排液，阴道排液后腹痛减轻，输卵管肿块缩小或消失。它由输卵管癌引起部分梗阻的输卵管充盈与排空所致。b. 阴道流血：这是由于肿瘤坏死或侵蚀血管导致出血，但这种出血量并不多，若混在分泌液体中则呈浆液血性。输卵管癌高发于近绝经期或绝经后期，这时的阴道血性液体应引起警惕，及早去医院就诊。c. 腹痛：这是由于输卵管肿块增大所致，可导致下腹不适或隐痛。若输卵管扭转或外溢性输卵管积水，则发生剧痛或绞痛。d. 盆腔肿块：这是输卵管癌的重要体征，较大的输卵管癌肿块可以自己在腹部触及。e. 其他症状：肿瘤增大后压迫周围器官，可导致腹胀、尿频、尿急、胃肠道不适，转移后可产生转移灶症状，晚期可出现营养不良、消瘦、恶液质表现。

什么是输卵管癌的“三联症”

输卵管癌的三联症是指腹痛、盆腔肿块、浆液性阴道排液，合称“三联症”。其中浆液性阴道排液是由于输卵管癌时癌组织在输卵管内生长，渗出较多，加上输卵管伞端又常常被阻塞封闭，渗液向宫腔排溢，经阴道流出，这是输卵管癌重要的临床症状。大约有50%以上的病人有阴道排液表现，排出的液体多为浆液性或浆液血性，量较多，甚至多达1 000 毫升以上，有时排出液体中还混有脱落坏死的组织碎片。下腹绞痛随着间歇性阴道排液而减轻、输卵管肿块缩小或消失；腹痛是由于输卵管肿块增大由输卵管癌引起部分梗阻所致，有时表现为下腹不适或隐痛。若输卵管扭转或外溢性输卵管积水，则发生剧痛或绞痛。盆腔肿块是输卵管癌的重要体征，较大的输卵管癌肿块可以自己在腹部触及。但是大多数输卵管癌表现并不典型，同时由于输卵管癌的发生率低，在临床上又没有特异与可靠的诊断方法，手术前早期诊断相当困难。然而对于存在三联症的妇女，应自我提高警惕，及早去医院就诊，是有早期发现肿瘤机会的。

何谓妊娠滋养细胞疾病

人类胚胎中有一部分称为胎盘，它是胎儿从母体获得营养的通路，而组成胎盘的细胞主要是一种称为滋养细胞的细胞群。滋养细胞疾病是来源于这一细胞的所有疾病的总称，主要包括葡萄胎（也称良性葡萄胎）、侵蚀性葡萄胎（也称恶性葡萄胎）和绒毛膜癌（也称绒癌）。这三种疾病之间有一定的联系，良性葡萄胎可能延续发展成为侵蚀性葡萄胎，甚至发展为绒癌，而绒癌多从前两者一步一步发展而来。也有一部分绒癌直接来源于葡萄胎，还有一部分绒癌直接来源于正常足月妊娠、流产、或异位妊娠（也就是常说的宫外孕）。此外，妊娠滋养细胞疾病还包括一类少见的所谓胎盘部位滋养细胞肿瘤。而妊娠滋养细胞肿瘤是指妊娠滋养细胞疾病中除葡萄胎以外的全部病变，因而不是所有的妊娠滋养细胞疾病都是肿瘤。由于滋养细胞是胎儿的附属物，对于母体可视为一种同种异体移植物，其病理特点和生物学行为与其他部位的肿瘤并不相同。例如，恶性度极高的绒癌可以用化学治疗后完全缓解，而良性葡萄胎由于具有比正常绒毛更为明显的侵蚀力，因而可以发生侵蚀性生长和子宫外转移。

哪些女性易患滋养细胞疾病

根据目前医学的发展，滋养细胞疾病多数能治愈，即使是恶性滋养细胞疾病，其病死率也是逐年下降。尽管如此，毕竟滋养细胞疾病仍是危害广大女性身体健康的一种疾病，其治疗和随访也比较麻烦，给病人带来很多生活上的不便。那么，哪些人是患滋养细胞疾病的高危人群呢？目前只能从流行病学的观点加以说明。首先是种族因素，如亚洲各国发病率较高。从我国情况来说，壮族及蒙古族发病率高于汉族；另一种意见认为饮食中叶酸含量较低的人群易发生滋养细胞疾病。内分泌失调的病人，主要与卵巢功能下降发生有关，年龄较大者妊娠后也易发生滋养细胞疾病。研究发现，45 岁以后发生滋养细胞疾病的比例为1∶32 次妊娠，也就是说每32 次妊娠有一次为滋养细胞疾病。此外，45 岁以上者的发病率是 40 岁以下年龄组的 40 倍，比 40～45 岁年龄组的妇女发病高 1 倍，这可能与受孕后胚胎本身有某种遗传缺陷有关。还有人认为，葡萄胎的发生与病人染色体异常有一定关系。滋养细胞疾病的发生率本身不是很高，很难说有高危因素的妇女就一定患滋养细胞疾病，只不过是发生滋养细胞疾病的概率更大一些而已。

滋养细胞疾病都是恶性肿瘤吗

有不少病人一听说自己患的是滋养细胞疾病，又听说绒癌和侵蚀性葡萄胎也是滋养细胞疾病，因而对滋养细胞疾病似有谈“病”色变的感觉。实际上滋养细胞疾病是一个疾病范畴，包括良性葡萄胎、侵蚀性葡萄胎和绒癌，还有一种是非妊娠性绒癌。很显然良性葡萄胎虽然其滋养细胞有一定的侵蚀性，但病变一般局限在宫腔内，不侵入肌层，多半不转移至远处，是一种良性滋养细胞肿瘤。恶性葡萄胎及绒癌其病变已侵犯到子宫腔以外的部位。如子宫肌层或转移至其他组织或器官，肌层内的葡萄组织可穿破子宫壁，引起腹腔内大出血，也可侵入子宫旁的各种韧带形成宫旁肿块，转移到远近器官，是引起病人死亡的主要原因。由于这时疾病的性质同恶性肿瘤一样具有破坏性，且治疗也以化学抗癌药物治疗为主，故这两种疾病均属恶性肿瘤的范畴。但与其他真正恶性肿瘤的生物学特点还是有一定的区别，这是专业人员需要知道的内容，而一般病人无需知道那么详细。

女性患葡萄胎是怎样形成的

葡萄胎的发病原因，目前还不是很清楚，科学家提出了许多假说。但这些假说并不能解释每一个病人的发病原因。首先，由于葡萄胎发病有一定的种族性，因而推测种族因素或者这种种族居住的环境因素，如气候、饮食习惯及地理条件的不同而引起葡萄胎的发生。另外，长期叶酸缺乏也可能引起葡萄胎的发生，这是因为叶酸是合成遗传物质的重要成分。还有人认为，有一种病原体可以引起滋养细胞的过度增生，从而引起葡萄胎的发生。近年来研究发现，绒毛水泡样变的病人中多为三倍体，而葡萄胎多为二倍体，把葡萄胎分成部分性葡萄胎和完全性葡萄胎。部分性葡萄胎时，有正常绒毛和肿大绒毛混合在一起可见胚胎组织，染色体多为三倍体或46三体；完全性葡萄胎全部为水泡，染色体为46. XX。推测可能是一个卵母细胞分裂成两个卵子时其染色体没有一分为二,而是进入到一个卵子中,使得两个卵子中一个无染色体,另一个具有双份染色体。无染色体的卵子称为空卵,在受到两个精子受精后,形成46XX或46YY,从而形成完全性葡萄胎;含有双份染色体的卵子受精后,形成含有69XXX或69XXY,便形成部分性葡萄胎。

良性葡萄胎是怎么一回事

顾名思义,葡萄胎是妊娠物排出后用肉眼看上去像水泡一样,相连成串,形状似葡萄,故称作葡萄胎,也称水泡样胎块。实际上这种水泡是由于绒毛的远端(又称终末绒毛水肿)转变成水泡所致。临床上良性葡萄胎分成两大类,一类是整个宫腔内充满水泡,胎盘全部受累,而无胎儿及附属物,称为完全性葡萄胎;另一类是部分性葡萄胎,也就是仅有一部分绒毛发生水泡状改变,胎儿多死亡,有些也可见到孕龄较小的活胎或畸胎,极少有足月诞生者。偶见双胎妊娠,一胎为葡萄胎,另一胎为正常妊娠,胎儿发育正常。我国1987年的资料表明,葡萄胎发生率为0.08%。葡萄胎形成的原因尚不清楚,可能与多种因素有关。临床上主要表现为停经后阴道流血、腹痛、子宫异常增大、卵巢黄素囊肿伴有妊娠高血压综合征表现。医生往往根据临床表现,血、尿绒毛膜促性激素测定及超声波检查作出诊断。但要注意与流产、双胎妊娠等相区别。治疗主要是清宫,以清除子宫内容物,即可达到治愈,但临床上至少要随访2年,以便及早发现有无恶变。良性葡萄胎虽有少数病人会发生恶变,但总体预后良好。

患葡萄胎主要有哪些临床表现

首先是停经。几乎所有的葡萄胎病人都有停经症状。停经时间各不相同，多数病人停经时间为2~3个月，但也可以更长。最常见的另一个症状是阴道流血，多在停经1~2个月之后，也可在停经2~3个月开始出现反复阴道流血，最初出血量较少，呈暗红色，逐渐增多，有时出血一段时间后又停止。由于出血时间较长或总的出血量较多，因而病人有不同程度的贫血表现。少数病人可以表现为突然大量阴道流血，若不及时到医院治疗，很快出现休克甚至死亡。另外，反复阴道流血，子宫颈口开放加上病人有贫血，机体抵抗力较差，阴道内细菌可以乘虚而入子宫腔，引起宫腔感染甚至全身感染。葡萄胎的第三个症状与正常妊娠时的早孕反应类似，但是由于体内分泌较多的绒毛膜促性腺激素，因而这种“早孕反应”更严重。部分病人可以出现妊娠高血压综合征，主要表现为高血压、蛋白尿及水肿，甚至发生急性肾功能衰竭或子痫。还有一个临床表现为子宫增大较快。这主要是因为绒毛变性水肿，使子宫内容物明显增加所致。虽有子宫明显增大，但停经5个月仍无胎动感，超声检查发现子宫内无胎儿影像表现，应引起注意。

女性患重复性葡萄胎是怎么一回事

有些病人以前患过良性葡萄胎，经过正规的治疗和随访，已经治愈，可是在以后的妊娠中再次发生葡萄胎。这种多次妊娠发生的葡萄胎称为重复葡萄胎。重复性葡萄胎的病人往往心理压力较大，尽管重复性葡萄胎仍是良性疾病，但病人自己觉得好不容易治疗和随访治愈，现又复患上葡萄胎，担心将来治愈后会不会再发生重复性葡萄胎。实际上重复性葡萄胎的预后还是比较好的。研究发现，基本上没有恶变的情况发生。那么，重复性葡萄胎与上次发生葡萄胎之间的间隔时间一般有多长呢？有研究认为可间隔1~15年，多数为1~2 年。一般认为，患过一次葡萄胎的妇女又发生葡萄胎的危险性比无葡萄胎病史的妇女大得多，葡萄胎病人再次患葡萄胎的机会比一般妇女高近 50 倍。重复性葡萄胎的发生概率一般在 0. 5%~12. 5%之间，少数病人可能会患上两次以上的葡萄胎。

女性患侵蚀性葡萄胎是怎么一回事

侵蚀性葡萄胎也称为恶性葡萄胎，或称破坏性绒毛膜瘤。它与良性葡萄胎有不同的特点。良性葡萄胎的病变多局限在子宫腔内，而恶性葡萄胎的病变已侵入子宫肌层或子宫之外，如盆腔甚至有远处转移。子宫肌层内的葡萄胎组织继续发展，可穿破子宫肌层，引起腹腔内大出血，也可侵入子宫周围的组织，形成子宫旁肿块。也可转移到远处，如阴道、肺、大脑和肝脏，可导致病人死亡。由于侵蚀性葡萄胎性质具有恶性肿瘤类似的特点，具有较大的破坏性，因而称为“恶性葡萄胎”。侵蚀性葡萄胎多发生于良性葡萄胎排出一年内，其临床表现与绒毛膜癌有类似之处，如阴道流血、咯血、腹痛及腹部肿块等；脑转移可引起病人剧烈头痛、恶心及呕吐。部分症状与良性葡萄胎相似，如有大量葡萄样组织，可同时伴发妊娠高血压综合征。诊断主要是对良性葡萄胎清宫术后，密切随访血及尿绒毛膜促性腺激素的水平，辅助诊断多采用刮宫、子宫碘油造影和盆腔动脉造影等。临床上需与残存葡萄胎、绒癌及葡萄胎后再次妊娠相鉴别。其治疗方法与绒癌的治疗方法类同。近年来随着化疗药物的发展，侵蚀性葡萄胎基本能通过药物治愈，只有个别病人治疗后复发、肺转移、脑转移、药物毒性反应或化疗耐药。

女性患绒毛膜癌是怎么一回事

绒毛膜癌简称为绒癌，是一种高度恶性的肿瘤。早期即可经血道转移到全身各个部位，破坏转移所在的组织或器官，引起相应的组织或器官功能障碍，如转移至阴道，表现为阴道内有紫蓝色的结节，这种结节破溃后可引起大出血；转移到肺部可引起咳嗽，咯血；转移至大脑，可引起头痛、头晕、意识障碍，甚至昏迷死亡。绒毛膜癌临床主要表现为不规则阴道流血。当癌组织侵及子宫壁，会使子宫腔积血而引起下腹胀痛，也可因癌组织穿破子宫或脏器破裂而致突然发作的腹痛，妇科检查时可触及盆腔肿块。若肿瘤转移至其他部位，可以出现相应的症状。它一般继发于葡萄胎、流产或足月分娩后，发生比率约为 2∶1∶1，少数可发生于异位妊娠之后。病人多为生育年龄的妇女，也可发生在绝经后，这是因为滋养细胞隐伏在非增殖状态，多年以后因一些特别的刺激因素刺激后变为活跃。绒毛膜癌治疗主要以化疗为主，手术为辅。近年来由于有了比较有效的化学治疗药物和先进的监测技术，使绒癌的预后有了显著的改观。

患绒毛膜癌后临床上会有哪些表现

一般病人有葡萄胎或侵蚀性葡萄胎病史，部分病人有怀孕的病史，包括正常妊娠、流产，或是宫外孕（异位妊娠）。这些病史之后的一段时间（称为潜伏期）内，出现典型的临床表现：首先是阴道流血。产后或流产后，尤其是在葡萄胎排空后，出现不规则阴道流血，量多少不定；也可表现为一段时间月经正常，以后发生闭经，然后再出现阴道流血。有时子宫原发灶已消失而继发灶发展可无阴道流血。第二种症状是腹痛。癌组织侵及子宫壁或因子宫腔积血引起下腹胀痛，也可因癌组织穿破子宫或脏器转移灶破裂而引起急性腹痛的发生。绒癌还有一类症状：肿瘤经转移到其他组织或器官引起相应的症状，其中最常见的是肺转移症状，如咳嗽、血痰或反复咯血、胸痛等，胸部 X 线显示肺部纹理增多，之后出现小结节阴影，并很快发展为棉球状，甚至团块状。阴道转移可表现为阴道结节，及阴道结节破溃出血。脑转移大多发生在肺转移之后，开始表现为一过性症状，如猝然跌倒、失明、失语等；进一步发展会出现头痛、呕吐、抽搐、偏瘫以至昏迷，病情加重可出现脑疝而死亡。

绒毛膜癌与葡萄胎有什么关系

绒癌的临床表现与侵蚀性葡萄胎有类似之处，那么它们之间到底有什么内在关系呢？通常有一部分绒癌的病人是直接由良性或侵蚀性葡萄胎转变而来，在所有的病人中大约有一半病人是来源于葡萄胎，另一半病人来源于流产和足月分娩后。前次妊娠至发病的时间最长可达 17 年。为什么经过这么长的时间，葡萄胎又转变成为绒癌了呢？这可能有两个方面的原因：一方面是母体免疫力，也就是一个排斥异体细胞能力的降低，另一方面是葡萄胎滋养细胞的侵蚀能力的增强。葡萄胎病人有些高危因素与其恶变有关，如年龄较大、子宫增长过快、尿或血内绒毛膜促性腺激素水平较高、排出物以小葡萄为主者以及滋养细胞增生明显者。葡萄胎排出后又出现症状者，多为恶性葡萄胎或是绒癌。通常这种从葡萄胎清除到出现症状的时间越长，绒癌的可能性越大。医生在葡萄胎清宫手术后，常叮嘱病人定期到医院进行随访。

绒毛膜癌与侵蚀性葡萄胎有什么区别

侵蚀性葡萄胎和绒癌在临床症状都表现为有阴道流血，所谓原发灶症状及转移灶症状，如肺转移和阴道转移引起相应类似的临床表现，均有绒毛膜促性腺激素升高，两者在临床上治疗方案类似。那么两者到底有何区别呢？a. 几乎所有的侵蚀性葡萄胎都是来源于良性葡萄胎，其症状是：良性葡萄胎清宫术后几个月开始出现不规则阴道流血，清宫术后子宫恢复不好；而良性葡萄胎在清宫术后一年以上发病则诊断为绒癌。另外，绒癌除可来源于良性葡萄胎外，还可来源于正常妊娠、流产以及宫外孕之后出现症状或转移症状。b. 侵蚀性葡萄胎虽有转移，但多数转移到肺，较少转移到脑；而绒癌肺及脑转移均较多见。在绒毛膜促性腺激素的检测方面:若清宫术后12周以上或子宫切除术后8周以上,绒毛膜促性腺激素仍高于正常或绒毛膜促性腺激素正常后又复升高,则为侵蚀性葡萄胎。而人工流产后1个月及自然流产后20天以上,若血绒毛膜促性腺激素仍为高值则可能为绒癌。上述方法仍难绝对区分两种疾病,要做到真正明确诊断,只能依赖于病理组织学的检查。在切下的标本中见到绒毛结构或绒毛蜕变的痕迹,即可确定为侵蚀性葡萄胎。若原发灶或转移灶不一致,只要任一标本中有绒毛结构,即应诊断为侵蚀性葡萄胎;若送检标本中仅见大量滋养细胞及出血坏死,应诊断为绒癌。若见到绒毛结构,可排除绒癌。

什么是异位绒癌

异位绒癌是指原发于子宫以外的绒癌,不是由于子宫绒癌所转移的肿瘤,多见的是原发性输卵管绒癌和原发性卵巢绒癌。异位绒癌总的来说较罕见。输卵管绒癌可以是输卵管妊娠(异位妊娠中最常见的一种)后发生恶变而成,仍属妊娠性绒癌的一种。输卵管绒癌的临床表现类似于输卵管妊娠,常被误诊为宫外孕而手术治疗,多数在手术后经病理检查才被证实。但输卵管绒癌易在早期发生血运转移,治疗效果由于目前病例较少尚不肯定。原发性卵巢绒癌可以来自卵巢妊娠(是一种相对少见的异位妊娠),也属妊娠性绒癌的一种。还有一种是真正的原发性绒癌,病理检查中可见卵巢胚胎性组织很少,而绒癌组织占绝大多数,其临床表现与卵巢妊娠类似,常因不规则阴道流血、腹痛或出现腹腔内出血而就诊。这种类型的绒癌治疗效果较差,病死率也较高。所幸这种绒癌在临床上非常罕见。

绒癌的潜伏期是怎么一回事

潜伏期实际上是传染病学里的一个概念，通常是指感染了某种病原体到发生某种传染病的这段时间。所谓绒癌的潜伏期是指绒癌发生前的那次妊娠到临床上表现绒癌的症状出现之间的这段时间。与一般传染病的潜伏期相对稳定不一样，绒癌的潜伏期长短不定。有文献报道，甚至妊娠一开始就是绒癌，即所谓直接绒癌，中间无间隔期，也无前次妊娠病史，但也有间隔长达 17 年之久的病人。这只是个别极端情况，多数病人还是比较固定的。但这种固定要看前次妊娠的性质，如葡萄胎后绒癌有 1/4 的病人潜伏期在一年之内，最长的潜伏期可达 13 年，而流产或足月产后的绒癌潜伏期，有一半的病人在一年之内，较长的潜伏期也可在 3~6 年之间。了解绒癌潜伏期的长短，对绒癌疗效的评价及预后的评价都有一定的价值，如葡萄胎数年以后出现绒癌的症状。鉴于绒癌的潜伏期可以很长时间，不至于漏诊或误诊绒癌。

患绒癌致死主要有哪些原因

随着化疗药物的发展，加上目前已有比较敏感的检测血及尿绒毛膜促性腺激素的方法，绒癌的病死率已大为减少。少数病人可能会因为以下原因而导致治疗失败：a. 延误诊断。有些病人由于患葡萄胎后没能正规随访，使葡萄胎恶变为绒癌而没有及时去就诊，也可能本身就是绒癌，由于没有明显症状，没有及时就诊，等到症状明显，病情已属晚期，这时再给予化疗或手术治疗，效果不佳。b. 少数病人可能伴有病灶的盆腔转移。绒癌细胞有较强的侵蚀能力，可破坏正常的盆腔组织及器官。当侵犯盆腔较大的血管时，就可引起盆腔内难以控制的大出血，以致手术也难以止血，病人很快出现失血性休克甚至死亡。c.病灶侵犯到大脑，使脑组织破坏，丧失主要功能，或使颅内血管破裂引起颅内出血，可迅速引起病人死亡。也有部分病人因肺转移、咯血或窒息死亡。还有一部分病人由于病情较重，医生不得不给予大剂量的化疗药物治疗，由于一些支持治疗未能跟上，引起严重的化疗不良反应，也会引起病人死亡。如严重的白细胞下降，机体抵抗力下降，各种病原体乘虚而入，引起难以控制的全身感染，发生中毒性休克死亡。

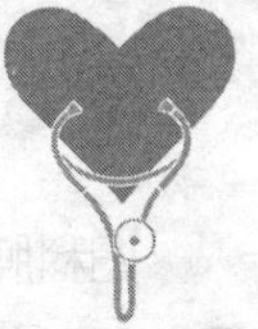

患了妇科肿瘤
需进行
哪些项目诊断检查

姓名 Name ________ 性别 Sex ____ 年龄 Age ____

住址 Address ____________________

电话 Tel ____________________

住院号 Hospitalization Number ____________________

X 线号 X-ray Number ____________________

CT 或 MRI 号 CT or MRI Number ____________________

药物过敏史 History of Drug Allergy ____________________

概　述

为什么要做妇科检查？主要检查哪些项目

妇科肿瘤是指生长在女性生殖器官各部分的肿瘤。根据其所在部位，有的只用肉眼或借助放大几十倍的阴道镜就可以发现，例如生长在外阴、阴道和宫颈处的肿瘤；有的通过医生的双手检查（称双合诊、三合诊）或超声波检查也能及时发现，例如长在子宫体、卵巢或输卵管的肿瘤。但是由于不少妇科肿瘤早期往往缺乏症状，而病人又因害羞、怕烦、怕痛等原因，很少主动去医院作检查，直到症状十分明显、无法再拖时再去医院检查，这时已到晚期，丧失了治疗的最佳时机。女性生殖器官由于其部位及结构的特点，医生通过妇科检查即可以直接看清外阴、阴道、宫颈的病灶，或用双手检查可以发现异常（如子宫及卵巢的肿瘤），对可疑的病人可借助直接活组织检查、超声波检查或诊断性刮宫得到确诊。此外，通过妇科普查还可发现一些高危因素，如宫颈糜烂或人乳头瘤病毒感染等。因此，通过妇科普查可以达到癌症早发现、早诊断的目的，从而提高治愈率。检查内容主要有：

① 检查了解宫颈、宫体及卵巢有无肿瘤或其他疾患，有异常者需进一步做超声波检查。

② 宫颈脱落细胞涂片（巴氏涂片、薄层细胞学检查

等)。宫颈暴露在阴道内可被直接看到,并可在其表面刮取上皮细胞作显微镜下检查,以了解细胞有无恶变。一般把细胞涂片结果分成五级,称巴氏分级,巴氏Ⅰ级最正常,表示未见异常细胞,Ⅴ级为见有多数癌细胞;Ⅱ级又分Ⅱa及Ⅱb,前者表示细胞有轻度核异质为炎症的表现,而后者则属于癌前细胞变态,需进一步做阴道镜检查;Ⅲ、Ⅳ级表示有可疑或高度可疑癌细胞。目前,更推荐采用薄层细胞学检查(简称 TCT)。

③ 常规做肛检也可发现直肠内有无异常。

超声波检查对妇科肿瘤诊断有哪些帮助

利用超声波的物理特性,向机体发射脉冲超声波,收集在不同组织层面上的反射回声信号,通过换能器及计算机处理,得以在屏幕上显示模拟影像,为临床提供信息,称之为超声诊断学。由于具有无损伤并能迅速、准确地显示盆腔病变的部位、性质等特点,目前在妇科肿瘤的诊断中已被广泛应用,成为不可缺少的辅助方法之一。

① 对子宫肌瘤的诊断:通过超声检查可以清晰地显示肌瘤的数量、位置与子宫内膜的关系、有无包膜、子宫腔是否变形及肌瘤是否变性等影像,这些资料为医生对病人是否需要接受手术及将采用何种方式手术,提供了较大的参考价值。

② 子宫腺肌症的诊断:它并不是肿瘤,这是一种病因与子宫肌瘤不同的疾病,治疗方法也有极大区别。然而即使有经验的医生单靠双手检查,往往也难以区别,而超声检查,尤其是采用经阴道的超声检查,其敏感性可达80%、特

异性为74%，为确诊提供了可靠的依据。

③ 子宫内膜癌的诊断：虽然超声检查对早期内膜癌不易作出诊断，正确性远远不如诊断性刮宫，但是对有绝经后出血而怀疑是否会有内膜癌时，可用超声检查作筛查，认为有问题再做诊刮，可以减少病人不必要的痛苦（详见子宫内膜癌节）。

④ 卵巢肿瘤的诊断的优点：a. 可以区分赘生或非赘生性肿块。b. 鉴别良性或恶性肿瘤。c. 可了解卵巢与其他生殖器官间的关系。

⑤ 葡萄胎的诊断：目前超声波检查已是诊断葡萄胎必不可少的手段，结果可靠，尤其在停经8周后仍无孕囊可见，也无胎儿心管搏动，并见有特殊回声，就可诊断。大大提早确诊葡萄胎的时间。

确诊妇科肿瘤需经过哪些检查

① 妇科检查：这是最基本最常用的检查方法。对于一位临床经验比较丰富的医生来说，80%~90%的妇科肿瘤可通过一般妇科检查而被发现。

② 阴道脱落细胞检查：是诊断宫颈癌的主要筛选手段。

③ 阴道镜检查：凡是巴氏涂片在Ⅱ级及以上尤其是HPV(+)的病人可以进行阴道镜活检，这种方法比单凭肉眼作盲目的活检准确率会有很大的提高。

④ 超声波检查：超声波检查具有无损伤性，并能正确迅速地显示盆腔病变的部位及性质等特点，已成为妇科肿瘤诊断中不可缺少的辅助方法之一。

⑤ 肿瘤标记物测定：主要有以下几方面作用：a. 及早监测肿瘤的存在，并在治疗中以此对病情进行监测。例如滋养细胞肿瘤，其血中的β-绒毛膜促性腺激素（β-HCG）肯定会升高，经过治疗后会迅速下降。一旦复而上升，预示病情的复发。b. 根据不同标记物的特点可有助于肿瘤性质的鉴别诊断。例如同样是卵巢癌，当它来源于上皮细胞时，往往表现为 CA125 升高；来源于生殖细胞中的内胚窦瘤时，表现为甲胎蛋白升高。c. 对肿瘤的预后有诊断意义。例如增殖细胞核抗原（PCNA）大于等于30％时复发率较高。

生长在外阴和阴道的肿瘤

确诊外阴和阴道的肿瘤应经过哪些检查

女性下生殖器官具有生长在外露部位的解剖特征，因此当外阴或阴道出现病损，医生基本上能通过妇科检查用肉眼或手指检查出来。但是发生在上述部位的肿块或结节也并非都是肿瘤；反之有的恶性肿瘤却并不能在表面发现。当病人发现在外阴处出现诸如瘙痒、疼痛、分泌物增加、接触性出血等症状，或自己扪及局部有硬结、肿块甚至只是粗糙感时，首先应该去医院检查而不要盲目乱用药物。大多数的肿痛可以被有经验的医生通过妇科检查作出诊断，但是最后的确诊必须通过病灶部位的切片检查，由病理来确诊。

活组织检查在诊断外阴肿瘤中起哪些作用

所谓的活组织检查，通常简称活检，是指从病人身上切取病变的组织进行病理检查，以协助临床确定病变的诊断。它所采用的手术方法有局部切除、钳取、穿刺及摘除等。它的优点在于所取组织新鲜、能基本保持病变的本来面貌，有利于进行各种组织化学、细胞化学及超微结构和组织培养等研究，能准确而及时地作出初步诊断，对治疗及预后有十分重要的意义。

由于外阴肿瘤生长部位的特点，如病变位于体表，直观性强，标本容易获取，做活检的方法简单而易操作，不会损伤其他部位脏器的功能。通过这种检查所得出的病理诊断与其他辅助检查，如 CT、MRI、放射性核素扫描、B 超等所得出的诊断相比较，简单而准确。更何况 CT、MRI、放射性核素等检查在外阴肿瘤的诊断方面特异性不强。活组织检查可以算是外阴肿瘤的唯一可靠的鉴别诊断方法。

阴道镜检查为何能协助阴道肿瘤的诊断

阴道镜是用来观察宫颈、阴道及外阴等上皮病变的一种内窥镜。阴道镜检查是利用阴道镜将宫颈、阴道及外阴的黏膜、上皮组织等放大 6~40 倍，以便观察到肉眼看不到的这些黏膜或上皮组织表层较小的病变。在阴道镜检查下做定位活组织检查，可以提高活组织检查的阳性率，从而达到对癌前病变或肿瘤的早期发现、早期诊断以及早期治疗的目的。通过阴道镜检查还可以初步鉴别良性病变，如炎症、息肉、子宫内膜异位症、宫颈肌瘤等，从而减少不必要的活组织检查。

阴道肿瘤的临床发病率低，在一般的妇科检查中容易被漏诊或被误诊，从而延误疾病的治疗。而阴道镜的使用，除了可以在镜下做定位活检外，还适用于对阴道肿瘤的发展及动态变化做研究及随访，以及在镜下进行局部病灶的切除、电凝、冷冻、激光等治疗。因此，阴道镜作为阴道肿瘤的一种辅助诊断方法，具有十分重要的临床应用价值。

怎样才能早期发现阴道恶性肿瘤

在女性生殖器官恶性肿瘤中，阴道恶性肿瘤较少见，原发性阴道癌更少见，仅占女性生殖道恶性肿瘤的1%~2%。在阴道恶性肿瘤中以阴道鳞形细胞癌较多见，阴道腺癌较少见，主要来源于残留的中肾管、副中肾管或异位的子宫内膜组织，还有更少见的阴道肉瘤、阴道恶性黑色素瘤等。阴道恶性肿瘤多见于40~60岁的妇女，葡萄状肉瘤好发于幼女，2岁以内最多见。阴道恶性肿瘤早期常无症状，有些病人是通过妇科普查或其他原因做妇科检查时无意中发现的。因此要定期参加健康检查，及早发现疾病。如婴幼儿无外伤的情况下出现少量阴道流血、妇女出现阴道分泌物增多、性交后见血性白带或极少量阴道流血、不规则阴道流血、特别是绝经后阴道流血，流血时间长短不一，量或多或少等都应引起警惕，及早到医院就诊。可做阴道脱落细胞涂片、阴道镜检查、活组织病理检查等，以便及早明确诊断。对已确诊为阴道上皮内瘤变者应积极治疗，定时长期随访，这样才有可能早期发现阴道恶性肿瘤。

生长在子宫颈部的肿瘤

女性为何要进行宫颈刮片的细胞学检查

超过30岁的病人，就诊时都需进行常规子宫颈刮片细胞学检查。这是为什么呢？宫颈刮片是发现早期宫颈癌的重要方法，简便易行而可靠，便于重复，毫无痛苦。医生用窥器暴露子宫颈，用消毒干棉球拭净子宫颈表面的黏液后，在宫颈癌的好发部位，即宫颈外口鳞柱上皮交界处，用木质刮板轻轻旋转一周，取得的标本立即在玻璃片上向同一方向推移，做成匀薄涂片，随即将涂片放入固定液内固定15分钟以上，然后染色，在显微镜下观察涂片内细胞形态，就可得出结论。目前统一应用巴氏5级分类法：Ⅰ级正常，Ⅱ级炎症，Ⅲ级可疑癌，Ⅳ级高度可疑癌，Ⅴ级癌症。如拿到报告为Ⅰ级，说明没什么问题，如报告为Ⅱ级或Ⅱ级以上，需马上就诊做阴道镜检查，进一步诊断，并给予相应的处理。大量资料表明，凡已开展防癌普查的国家和地区，宫颈癌、特别是晚期宫颈癌的发病率显著下降，而原位癌的比率上升。这是为什么呢？宫颈刮片细胞学检查不但能检出早期宫颈癌，更重要的是能检出宫颈癌的癌前病变，给予及时治疗，能阻止宫颈癌的发生。检出早期宫颈癌，及早治疗，5年生存率可达90%以上。大量事实证明，宫颈刮片为宫颈癌的早期发现、早期诊断和早期治疗起到了重要的作用。

何谓宫颈的液基薄层细胞检查

宫颈的液基薄层细胞检查（简称 TCT），开始于 20 世纪 90 年代。它通过负压滤过膜，去除血液、脓液、黏液后制成薄片，使细胞在涂片上分布均匀、形态清晰。使检验者通过显微镜清晰地看到细胞的形态；其次读片时采用诊断性描述，评价是否存在鳞状上皮内瘤变，使细胞学诊断的阳性率明显提高，这个诊断技术是细胞病理学领域中突破性的进展。目前，我国大城市、大医院中已用 TCT 替代了传统的巴氏 5 级分类法，提高了 CIN 及宫颈早期癌的检出率。

怎样早期诊断出宫颈癌

子宫颈癌是由子宫颈的癌前病变逐渐发展而来的，其发生和发展往往经历较长年月。由于子宫颈能直接暴露，且借助于细胞学和活体组织学检查能及时发现宫颈癌前期病变和原位癌，因而为早期发现、早期诊断和早期治疗宫颈癌提供了广阔而良好的前景。目前凡已开展防癌普查的国家和地区，宫颈癌、特别是晚期宫颈癌的发病率显著下降。而其中原位癌的比率上升，故通过定期开展对宫颈癌的普查、普治，对 30 岁以上妇女至妇科门诊求治者，进行常规宫颈刮片细胞学检查来控制宫颈癌的发生和发展是完全可能的。那么，有哪些早期诊断宫颈癌的方法呢？ a. 子宫颈刮片细胞学检查。在目前宫颈癌普查中，主要进行细胞学检查，这是发现宫颈癌前期病变的主要筛选方法。b. 阴道镜检查可协助诊断早期宫颈癌。当细胞学检查可疑阳性或阳性时，可进行阴道镜检查，并在阴道镜指导下进行多点活检，早期宫颈癌的诊断准确率可达98%~99%。c. 宫颈活检及颈管诊刮术。宫颈活检是确诊宫颈癌前期病变和宫颈癌最可靠和不可缺少的方法，如怀疑是腺癌时，可同时进行颈管诊刮术。d. 宫颈锥形切除术。当宫颈刮片细胞学多次检查为阳性，而宫颈活检为阴性，或活检为原位癌，但不能完全排除浸润癌时，可进行宫颈锥切术来进一步明确诊断。

阴道镜在宫颈癌诊断中有何重要意义

阴道镜检查是利用阴道镜探头，将子宫颈阴道部黏膜放大10~40倍，以观察到肉眼看不到的子宫颈表面层较微小的病变。阴道镜可用于发现子宫颈部与癌有关的异型上皮、异型血管以及早期癌变的所在，从而在阴道镜下有选择地进行多点活检。早期宫颈癌诊断的准确率可达98%~99%。哪些人需要做阴道镜检查呢？凡是阴道脱落细胞学检查巴氏Ⅱ级以上，临床有可疑症状和体征，如接触性阴道出血，宫颈中、重度糜烂，不对称糜烂或糜烂久治不愈者以及早期宫颈癌术前了解病变及浸润情况，尤其是分泌物中人乳头瘤病毒（HPV）阳性者，都应进行阴道镜检查。那么在阴道镜指导下的多点活检，宫颈癌诊断的准确率为什么还达不到百分之百呢？原因是阴道镜检查也有它的局限性，它不能观察到移行至颈管内的病变，且宫颈腺癌缺乏特殊的阴道镜图像，使定位活检不够准确。为弥补不足，可用阴道镜下子宫颈活检加子宫颈管诊刮取材，病理检验结果可令人满意。

女性妊娠期宫颈癌应怎样诊断

妊娠期宫颈癌最常见的症状为阴道流血。出血表现各异，从白带血染或带有血丝，性交后点滴性血性排液、阴道流血淋漓不净，直到多量阴道流血，甚至需要输血。妊娠期阴道流血常易误诊为先兆流产、异位妊娠、前置胎盘、胎盘早剥、早产等，故对妊娠期任何阴道流血均需引起高度重视，在排除因产科因素引起的持续性阴道出血后，应高度怀疑宫颈病变。此外，病人常诉阴道分泌物增多，晚期病人可出现腰部或大腿外侧部疼痛。主要体征与非妊娠期宫颈癌相同；早期病变与宫颈慢性炎症、宫颈糜烂相似。在妊娠早期，病变可像宫颈外翻或宫颈蜕膜样变，但宫颈质地较硬。中晚期病人体征较明显，可发现宫旁浸润变硬，固定于盆壁。但妊娠晚期宫颈容易扩大和变紫，可使病灶外貌和其触摸感发生变化而不明显。妇科检查时对宫颈局部的任何异常表现均应引起警惕，应做进一步检查以除外宫颈癌。宫颈细胞检查同样是筛查妊娠期宫颈癌的重要手段，孕期应常规作宫颈细胞学检查，以便发现早期宫颈癌。但妊娠期细胞学变化较难评价，发现细胞学检查不正常时，需结合临床做进一步检查以明确诊断。阴道镜指引下进行宫颈活检是最好的确诊手段。凡孕期宫颈细胞学检查不正常或疑有宫颈恶变者均应做阴道镜检查及宫颈活检，以便及早确诊。妊娠期任何阶段阴道镜检查均是安全的，妊娠期应避免做刮颈管检查。妊娠期宫颈锥切有一定危险性，对母体和胎儿均可产生并发症，尤其是早产、流产、感染和母体出血。应尽可能避免做宫颈锥切，肯定为浸润癌者禁做宫颈锥切。在诊断明确后，再根据各种检查确定其临床分期。

生长在子宫体部的肿瘤

诊断子宫肌瘤主要有哪些方法

子宫肌瘤是妇科的常见病、多见病，尤其多见于中年妇女。很多病人平时没有任何症状出现，仅仅偶然在妇科检查时发现。绝大多数病人通过病史询问及常规妇科检查就能获得正确结论。但是当肌瘤体积小于2厘米，又生长在子宫的肌壁间或宫腔内时，单靠妇科检查无法确诊。这时采用经阴道的超声检查可以十分清晰地显示肌瘤的大小、数量、位置及有无变性等，对临床诊断及处理具有重要价值。此外，部分肌瘤生长在宫腔内，为了确认它与子宫肌层及内膜的关系，要依靠宫腔镜检查才能得出诊断，适当的病例还可以通过宫腔镜施行肌瘤摘除术。

经阴道超声检查在子宫肌瘤诊断中有何意义

子宫肌瘤在阴超检查时可看到其特殊的圆形的有明显边界的低回声光团，阴超在子宫肌瘤的诊断及随访中是常规手段。同时它还可用来鉴别盆腔内肿块的来源，例如来自子宫的肌瘤、来自卵巢的实质性肿瘤、巧克力囊肿或附件炎症，尤其可以清晰地区分是有包膜的子宫肌瘤还是无包膜的子宫肌腺症，有无妊娠等，可避免误诊的发生。对于准备施行手术的病人，术前通过检查可以明确肌瘤的位置、大小、数量等以作为选择手术途径、手术方式的参数，同时它也是肌瘤手术后随访效果的依据。总之，阴超是子宫肌瘤常规检查时不可或缺的手段。

绝经前、后阴道流血为何要做经阴道超声检查

绝经前、后阴道流血有多种原因，包括功能性子宫出血、子宫内膜息肉、老年性阴道炎、子宫内膜病变等，经阴道B型超声检查，在辅助诊断子宫内膜病变方面有较大的作用。经阴道B型超声检查可了解子宫大小、宫腔形态、宫腔内有无赘生物、子宫内膜厚度、子宫肌层有无浸润及深度，为临床诊断及病理取材（诊刮、宫腔活检）提供参考。此外，从阴道B超还可查出卵巢及输卵管有无病变。绝经后妇女子宫出血时，可根据经阴道B型超声结果选择进一步确诊方法。

一般认为，绝经后妇女经阴道测定萎缩性子宫内膜的平均厚度为3.4 ±1.2毫米，而内膜癌达18.2 ±6.2毫米，并认为绝经后出血病人若经阴道B型超声检查内膜厚度小于5毫米者，可不作诊断性刮宫；若B超检查确定局部小赘生物可选用宫腔镜下活检；若显示宫腔内有大量赘生物，内膜边界不清，不完整，或肌层明显变薄或变形，则以简单宫腔内膜活检为宜。由此可见，经阴道B型超声在明确绝经前后阴道出血原因，判断其病变程度，选择治疗方案方面均有重要的作用。因此，绝经前后阴道流血必须要做经阴道超声检查。

绝经后阴道流血为何要做诊断性刮宫术

绝经后有些阴道流血的妇女，到医院就诊后，医生常常建议做诊刮术。很多妇女认为刮宫是一种相当痛苦的手术，而且只有年轻妇女才有必要做，因而常常拒绝手术。然而，事实并非如此。

绝经后阴道流血有多种原因，包括子宫内膜息肉、老年性阴道炎、子宫内膜病变、卵巢输卵管肿瘤等。其中，子宫内膜恶性病变的发生率虽然较低，但后果相当严重。因此，对于绝经后阴道出血病人，有必要取出一部分子宫内膜送病理检验，以判断有无子宫内膜恶性病变的可能。

诊刮术全称为诊断性刮宫，是妇科常用的小手术。它的主要目的是刮取宫内膜，做病理检查，以明确诊断，指导治疗。做法是用小的刮匙进入宫腔内，沿宫腔内搔刮一圈，刮出的组织物送病理检验。对大部分人来说，疼痛轻微，能够耐受。同时对机体的创伤也较少。绝经后妇女阴道出血做刮宫术，是相当必要的。

宫腔镜检查诊断子宫体癌有哪些优点

宫腔镜是内窥镜检查的一种，用它可直接观察宫腔内部结构。近几年来宫腔镜在妇科肿瘤诊断中的价值越来越高，尤其适用于宫内占位性病变的诊断，如子宫黏膜下肌瘤、内膜息肉、子宫内膜腺癌等。与传统的诊断手段如诊断性刮宫、子宫碘油造影术、经阴道 B 型超声检查相比，宫腔镜具有以下优越性：

① 诊断性刮宫尽管有病理协助诊断，但其操作比较盲目，有可能漏诊。阴道B超检查是借助影像学图像诊断，受仪器和操作者技术条件限制，漏诊也屡有发生。子宫碘油造影适用于诊断宫腔内较大的占位病变，而对内膜病变诊断不易在影像上显示清楚。而宫腔镜因为在直视下观察宫内情况，比B超及造影术有更准确的诊断。由于是在直视下操作，整个宫腔均暴露在视野内，观察全面，漏诊大大减少。

② 宫腔镜检查时可以同时取活体组织细胞送病理学检查。

③ 目前大多数医生主张以B超配合宫腔镜检查，来诊断子宫占位性病变，可进一步提高诊断准确率。

用血 CA125 监测卵巢肿瘤有何重要意义

目前，还没有发现任何一种肿瘤标志物为某一种独特的肿瘤所专有，常常在几种肿瘤中都可以测出，但是在大多数其他类型的肿瘤中并不存在。有关卵巢上皮性癌的监测有多种肿瘤标志物可供检测，其中以血浆 CA125 水平检测的敏感性最高。

不少学者测定了卵巢肿瘤的血浆 CA125 水平，卵巢癌病人血浆 CA125 水平的升高（大于 35 单位/毫升）约占 80%。血浆 CA125 的水平与卵巢肿瘤的残留及病人的预后密切相关。有效的手术切除及成功的化疗后，血浆 CA125 水平明显下降，持续的血浆 CA125 高水平，预示手术后肿瘤的残留，且 CA125 水平高低可反映肿瘤大小，但血浆 CA125 水平下降至正常水平，也不能排除直径小于 1 厘米的肿瘤存在。血浆 CA125 的水平在治疗后明显下降者病情多无复发。应该指出，CA125 并不是卵巢癌的特异性标志，在其他妇科肿瘤，如输卵管和子宫及宫颈的肿瘤，CA125 也可升高；在一些非妇科肿瘤，如胰腺癌、乳腺癌、结肠癌及肺癌等也可升高；在肝硬化、胰腺炎、腹膜炎、肾衰竭、子宫内膜异位症及妊娠时，血浆 CA125 水平也可升高，并可随月经期而波动。因此，对于早期诊断卵巢癌及妇科普查时作为筛选是不够敏感的。

怎样早期查出卵巢肿瘤

卵巢深藏于盆腔，正常时只有3~4 厘米大小，即使增大一倍仍局限在盆腔一个小范围内。另外，就算卵巢患了肿瘤，其功能并不受到影响，病人平时月经仍然规律，甚至还能怀孕，因此很难在早期得到诊断。但它又非常易于发生广泛播散及转移，因此，当确诊为卵巢癌时，70%的病例已属晚期。

那么采取哪些措施可得到早期诊断呢？其中一个十分重要的问题是必须增强肿瘤意识。如在妇科检查时发现卵巢上长有肿块，首先必须想到会不会是肿瘤，然后尽可能利用现有条件，请有经验的妇科专家仔细检查、做经阴道超声检查等，使肿瘤性质得到确定或排除。某些肿瘤还可以通过肿瘤标记物测定，甚至做腹腔镜检查。

以下几种方法可有助于尽早诊断卵巢癌：

① 定期接受妇科检查：一般妇科检查以 1~2 年一次为宜。对于高危人群，如有卵巢癌家庭史者，有必要 3~6 个月检查一次。

② 对妇科检查时附件部位扪及肿块的病人不要轻易放过，需立即进行 B 超检查，作出是否为肿瘤的鉴别诊断，有条件者宜做经阴道彩色超声检查。

③ 对实在难以区分者，应及时做剖腹探查：在剖腹术或其他腹部手术时，如发现卵巢有异常增大者，应及时做冰冻切片检查。

不论是卵巢良性或恶性肿瘤，早期病人常无明显症状，良性肿瘤也有恶变可能，故需开展定期普查。为了早期发现卵巢恶性肿瘤，应注意以下几点：a. 所有卵巢实质性肿块，凡大于 6 厘米的，都应引起注意，并进行手术治疗。b.

月经初潮前或绝经后妇女，以及生育年龄妇女服用避孕药者的卵巢囊性肿块，应考虑为肿瘤。生育年龄妇女小的卵巢囊性肿块，观察3个月未见缩小者，应考虑为肿瘤。观察期间增大者可随时进行手术。c. 盆腔炎性肿块，尤其怀疑盆腔结核或子宫内膜异位肿块，经治疗无效，不能排除肿瘤时应及早进行手术探查。

超声检查对卵巢肿瘤的诊断有哪些帮助

在卵巢附件处出现肿块，并不一定全部是肿瘤，如卵巢的非赘生性囊肿（卵巢瘤样病变）是特殊囊性结构的卵巢疾病，如多囊卵巢、巧克力囊肿等。但是由于所处部位与构成的因素，在临床上有时很难与卵巢肿瘤相区别。

超声检查依据各组织层面对脉冲超声波具有不同的反射回声信号构成不同图像的原理，可以为临床医生提供更多信息来予以区别。例如，有时巧克力囊肿与卵巢癌单凭医生检查很难加以区分，但在超声图像上巧克力囊肿所见到的是单侧或双侧液性暗区，内部可见点状细小增强回声，壁较厚，与周围界限不清，而卵巢癌均为实性或囊实性回声，囊壁可见向囊内或向壁外生长之实质团块，并常伴有腹水回声。这些均为临床医生提供了宝贵的信息。

此外，对卵巢良恶性肿瘤的区分也有一定帮助，尤其是近来配合多普勒频谱分析，发现为肿瘤内有丰富、粗乱的彩色血流束，RI小于0.4，均可提示为卵巢癌，从而能较大程度地提高卵巢癌早诊率。若再加上介入性超声技术在阴道超声引导下，进行多卵巢不明肿块细针穿刺活检的话，对明确良恶性意义更大。

CT及MRI对卵巢肿瘤诊断有哪些价值

① CT是计算机体层摄影的简称，在扫描中以CT值作为特定的密度单位。X线在穿过组织时其CT值各异，医生可根据CT值推测不同的组织来源。以水的CT值作为0，脂肪是－50～－100HU，软组织为20～70HU，骨骼密度最高，CT值高达800～1 000HU。一般的CT片子中，输卵管通常不能显示，而正常卵巢与肠管在图像上也无法区分。只有当卵巢增大或密度发生异常时，才有可能识别。在肿瘤早期CT的诊断敏感度还不如B超，尤其是不如经阴道超声检查。因此，CT的诊断作用主要在于对晚期卵巢癌分期的判断，如出现大网膜转移、有腹腔播散、肝转移或后腹膜淋巴结转移等时，CT可以作出判断，这对临床医生决定手术时机及手术范围有参考价值。

② 磁共振成像(MRI)：当外加射频脉冲与人体内被激动的含奇数质子的原子核固有振荡频率相一致时可产生共振。医生根据所得生物组织磁共振信号的变化，判断有无病理变化。它的优点是：可以有三维成像，且没有X线对人体的损伤，并且它可以直接显示出肿瘤的大小，有无分隔，囊壁有无结节，是否有盆腔种植等。尤其是可以与脓肿、陈旧血肿相鉴别。但它的缺点是对小病灶分辨率还不满意，更主要的是对肿瘤的定性仍是十分有限。

卵巢肿瘤能否通过抽血来发现

所谓通过抽血来发现肿瘤是指测定血液中对某肿瘤敏

感的物质含量，以协助判断人体中是否有该肿瘤的存在，称为肿瘤标志物。随着免疫和细胞分子生物学的发展，被发现的肿瘤标志物日益增多，应用最早且敏感性高、特异性强的肿瘤标志物——甲胎蛋白（AFP），就是早期诊断原发肝癌的一个肿瘤标志物，目前已成为大规模体检的一个基本项目。由于甲胎蛋白的广泛应用，使肝癌得以早期诊断，并可在早期治疗过程中对病情进行监测，对提高肝癌疗效起着极为重要的作用。在卵巢癌中虽没有如此敏感正确的标记体，但有些对卵巢癌的诊断还是发挥了以下作用：

① 及早监测肿瘤的存在，有利于肿瘤的早期诊断及在治疗中监测。如青少年女性易患的内胚窦瘤，可以通过测定是否存在甲胎蛋白而得到确诊，并且在化疗过程中可以根据甲胎蛋白值的下降，或降而复升，来判断治疗效果。又如，在随访中 AFP 的复而上升，预示着肿瘤的复发。

② 肿瘤标志物的特点，可有助于肿瘤性质的鉴别诊断。如一位未婚女青年患了卵巢肿瘤，假如她的甲胎蛋白高、CA125 正常，说明她可能患的是生殖细胞内胚窦瘤；反之，可能是上皮性瘤。在治疗方法的选择上，假如是上皮性癌，不论其年龄、婚否均必须做彻底手术，但无法保留生育功能；相反若是生殖细胞来源的内胚窦瘤，虽然也必须做彻底手术，但由于它有很敏感的化疗药物，还是可以考虑保留子宫及对侧卵巢，使病愈后仍有机会生育。目前，常用的肿瘤标志物有 CA125、CA19 -9、AFP、HCG 等。

腹腔镜检查对发现卵巢肿瘤有哪些好处

腹腔镜检查是通过腹腔镜对全腹腔器官进行直接观察

的检查手段，它摆脱了过去那种只有通过剖腹手术才能明确诊断的传统方式。通过腹腔镜可以直接观察到肝胆、脾、腹膜及盆腔器官的外表状态，也可以直接做治疗。它在卵巢肿瘤领域的应用主要有以下几个方面：

① 鉴别盆腔包块的性质：单凭双手检查肿瘤是赘生或非赘生、良性或恶性、来自卵巢还是来自胃肠道均有一定难度，借助腹腔镜可一目了然。

② 卵巢癌的确诊：卵巢上长了肿块，尤其是绝经以后的妇女应当首先想到是癌肿。当肿块不大，B 超上也未见到有实质部分，CA125 测出来不高，使医生感到癌的可能不大，但也有少数癌症会以这种形式存在，因而不得不让病人反复来检查，不断地随诊。用腹腔镜检查即可及时明确诊断。

③ 对卵巢癌进行分期以决定治疗方案：大部分卵巢癌可以通过手术得到切除，但也有少数病例腹内已广泛转移，尤其是横膈已转移时，通过腹腔镜可以观察得十分清楚。对这种估计手术无法切净的，可通过腹腔镜取得活检后，开始先做化疗。

④ 鉴别是原发肿瘤还是转移性肿瘤：它们都可以表现为腹水与包块，很难区别，如鉴别处理不当，会对病人不利。用腹腔镜取活检可区分是原发还是转移。

女性卵巢恶性肿瘤是怎样转移的

卵巢恶性肿瘤易于转移而广泛播散，它的主要转移途径有：

① 盆腔内直接播散：卵巢癌的癌细胞十分容易脱落，

出现在腹水之中。有时肿瘤还局限在卵巢内,外观肿瘤包膜还十分完整时,腹水中已可找到癌细胞。这些浮游的癌细胞不但可以通过横膈的淋巴道从腹腔进入胸腔,还能广泛地种植在腹膜、肠系膜、肠、肝表面,造成广泛播散。子宫及对侧卵巢是最早的受害者,有时子宫和两个卵巢可粘连成一个大团块。

② 肠道是卵巢癌常见且后果严重的转移部位:根据解剖部位、直肠及乙状结肠常常直接受害,即使手术做了部分肠切除,最终还会因该处癌残留而复发。

③ 肝、脾:多半在它们表面形成种植结节;结肠的肝曲、脾曲有转移时常把肝脾粘连成一团。

④ 腹膜外转移:通过淋巴转移至后腹膜淋巴结是常见的途径,如癌细胞通过横膈后可形成胸腔转移。

由于卵巢癌病程发展迅速,在短时期内可发生广泛转移,使它的病死率一直高居妇科各癌之首。广大妇女一定要定期进行妇检,以便及早发现。

诊断女性输卵管癌有哪些方法

输卵管与卵巢相邻而居,构成子宫两侧的附件。由于输卵管癌罕见,发生于附件的肿瘤多被认为是来自卵巢,因此,手术前要确诊为输卵管癌是较困难的。然而,输卵管癌有其不同于卵巢癌的临床特点,可以作为诊断的重要参考。前述的阴道排液、腹痛、盆腔包块,是输卵管癌的典型表现。但是,有"三联症"的输卵管癌仅占少数,大多数病人只有其中的 1~2 种表现。特别是出现阵发性的阴道排液,应高度警惕,不可等到 3 种表现都"齐备"后才想到该病。对此无论医生或病人都应注意。

输卵管腔与子宫相通。发生癌肿时,肿瘤可向子宫蔓延,脱落的肿瘤细胞可随液体排到阴道。可以对阴道内的液体做细胞学检查或对子宫腔做吸刮术,寻找癌细胞。可疑者需进一步进行刮宫术或宫腔镜检查,窥视宫角处有无肿瘤生长。对盆腔内有包块者,可以做超声检查或腹腔镜检查,明确肿瘤的来源。值得一提的是:腹腔镜检查与手术技术日益完善,可对盆腔肿瘤进行快速诊断,而且对良性肿瘤可进行切除术,免除了开腹手术之苦,病人恢复也快,又没有长长的瘢痕,已被临床广泛使用。另外,还可以抽血做肿瘤标记物测定,如 CA125,CA19 -9 等,如果指标不断升高,提示有患卵巢或输卵管癌的可能。

总之,只要对输卵管癌的临床特点高度警惕,一旦出现异常,即做有关检查,是可以尽早诊断的。

诊断滋养细胞疾病为何必须做血清绒毛膜促性腺激素（HCG）测定

血清绒毛膜促性腺激素由滋养细胞所产生。妊娠后不管是宫内、宫外妊娠甚至是葡萄胎时，只要体内形成了滋养细胞，血中即可测出 HCG，十分敏感且有特异性。随着滋养细胞的增多，HCG 值会飞速升高，例如在卵子受精第 7 天开始就已出现了滋养细胞，从血中即可测出升高的 HCG，并以每 1.4～2.2 天增加一倍的速度升高，直到孕 10 周时的高峰值 2 万～20 万 U/L 左右。宫外孕时由于绒毛数量少，HCG 值比同期的宫内孕低。患了葡萄胎后，由于绒毛发生了变异，HCG 值明显高于同期的宫内妊娠。因此，测定血中 HCG 值含量有助于对正常或异常妊娠的诊断与鉴别诊断，特别对滋养细胞疾病的诊断，判别恶性程度及治疗效果等过程中价值更大，可把它看作是最重要、最有价值、最广泛用于该病诊治的肿瘤标记物。

患了滋养细胞疾病为何要超声波检查

超声波检查可以清楚地显示软组织的图像。正常妊娠时通过超声波可以清楚分辨出胎儿、胎盘及羊水的状态、数量等。当看到宫腔内充满着闪亮的密集光点及大大小小蜂窝状组织时，应判断为葡萄胎。当发展成恶性滋养细胞病变时，超声图像中可以看到子宫壁处有棉团样强回声光团，形态不规则。到晚期时病灶更不规则，形如“沼泽地”，显示子宫壁遭到破坏。结合彩色多普勒技术还可显示血流指数、阻力指数等变化，有助于对疾病的确诊。再结合血 HCG 的测定，准确率更可提高。在完全性葡萄胎时，超声诊断的正确率可达 90%。

葡萄胎会与哪些疾病相混淆

良性葡萄胎的临床表现为：停经一段时间后，出现不规则阴道流血，偶有腹痛，子宫快速增大超过正常妊娠时子宫的大小。少数可发生严重的阴道流血，使病人出现休克甚至死亡，妇科检查可触及卵巢囊性增大。由于血中绒毛膜促性腺激素水平明显升高，可引起高血压、水肿、蛋白尿，称为妊娠高血压综合征。从这些临床表现即可知道良性葡萄胎，但易与下述疾病混淆：首先是先兆流产。该病也有一段时间的停经史，之后出现少量阴道流血，可有阵发性腹痛。但 B 超可见子宫内胚胎成分，且子宫一般与停经月份相符。其次与正常妊娠也易混淆。由于有停经史，子宫增大，开始有早孕反应。但 B 超检查子宫内未见胚胎组织，即可区别这两种疾病。侵蚀性葡萄胎除有上述症状之外，尚可有远处转移器官受侵的症状，如肺转移时可出现咳嗽、咳痰，痰中带血，易与气管、支气管及肺部炎症、结核及肿瘤混淆。有膀胱转移时出现血尿，可与膀胱结石及膀胱肿瘤相混淆。有脑转移时可出现暂时性脑缺血，病情进一步发展可引起头痛、恶心、呕吐，甚至颅内出血死亡。易与颅内肿瘤、颅内炎症及脑卒中(中风)相混淆。

患了良性葡萄胎会有哪些并发症

良性葡萄胎的临床表现为:停经后阴道流血、妊娠呕吐、妊娠高血压综合征、子宫增长快和黄素囊肿,是良性葡萄胎大多具有的症状和体征。随着病情的轻重及早晚不一,部分病人可以出现一些并发症,常见的有大出血,大多是由于病人未到医院就诊,葡萄组织自行排出引起难以控制的大出血,可引起病人休克甚至死亡;而长时间少量出血则可造成贫血。第二个并发症是穿孔。由于子宫增大较快,宫壁较薄,大多在清宫时发生。第三个并发症是感染,它由长期慢性阴道流血引起贫血,机体抵抗力下降,病原体乘虚而入引起。第四个并发症是广泛肺栓塞,也是一个较少见的并发症,主要是大量水泡进入血循环,可迅速引起病人死亡。第五个并发症是黄素囊肿扭转,大多由于葡萄组织排出后囊肿消退不及时而发生扭转。另外,还有一些目前尚有争议的并发症,如部分良性葡萄胎病人也可能有远处转移,但它与恶性葡萄胎及绒癌的转移不同,在葡萄胎清除后可自行消退。还有一个问题是良性葡萄胎的恶变问题,目前认为良性葡萄胎有10%~20%的病人会恶变。恶变与病人本身的特点有关,如年龄越大、子宫增长较快者,尿内绒毛膜促性腺激素水平较高者及水泡较小者均是恶变的高危因素。

患了良性葡萄胎会转移吗

良性葡萄胎是一种良性滋养细胞疾病,其特点是病变局限于子宫腔内，不侵入子宫肌层，也不转移到远处。同时宫腔内清除出来的组织经病理检查证实没有恶变。恶性葡萄胎和绒癌可转移到全身各处，尤其以阴道、肺及脑转移较多见。这里讲的良性葡萄胎通常不发生转移，只是指大多数情况下不发生远处转移，但在某些特殊情况下良性葡萄胎也可发生转移。例如，良性葡萄胎发生恶变后可以发生转移，这是很容易理解的，没有恶变的良性葡萄胎在某些情况下也会有转移。但这种转移的临床表现和转归与病灶在子宫肌层或穿入附近组织的侵蚀性葡萄胎转移不同，良性者转移灶小而少，一般血、尿绒毛膜促性腺激素保持较低水平，甚至正常，子宫内的葡萄胎组织清除后，转移病灶可自然消退，阴道转移结节切除后不再生长，甚至可自行脱落，预后良好。而侵蚀性葡萄胎转移，有明显的绒毛膜促性腺激素升高，且不能自行消退，有的病人远处转移灶直接威胁病人的生命。但也有人认为，既然有远处转移就应认为是侵蚀性葡萄胎或绒癌，良性葡萄胎总是不转移的，若有转移灶应按恶性疾病处理。目前尚无法判断哪些转移灶可以自行消退，哪些不能消退而需要化疗。葡萄胎病人清宫术后定期随访是非常重要的。

患了良性葡萄胎会恶变吗

对于一般没有医学常识的普通病人来说，她们往往以“良性”或“恶性”来判断一个疾病的好与坏，只要听说是“良性”似乎心中就石头落地，也就不大注意以后的治疗和随访了，认为反正是良性最终总会好的。这种想法虽不能说是错，但却有一定的危害，因为目前的医学研究表明，有些良性葡萄胎可能会转变为恶性疾病，即恶性葡萄胎与绒癌，所以对于良性葡萄胎也应对之慎重。对于确诊为葡萄胎的病人，即使是临床症状和体征已消失，即达到了所谓的临床治愈，仍需要进行密切的随访。一般良性葡萄胎发生恶变的比例为10%~20%，要早期发现这些病人必须借助于治疗后的随访工作。当然有80%以上的病人治疗后不会恶变。经过正规的随访，作为病人本身若无恶变，至少精神上比较放心。良性葡萄胎发生恶变实际上也有一些规律可行，如年龄较大者、多次妊娠者、子宫增长较快者、葡萄胎组织增生较明显者、血中绒毛膜促性腺激素水平较高者均是良性葡萄胎发生恶变的高危因素。

侵蚀性葡萄胎与良性葡萄胎有何不同

侵蚀性葡萄胎和良性葡萄胎有何不同呢？良性葡萄胎顾名思义是一种良性疾病，而侵蚀性葡萄胎是一种恶性疾病，也称为恶性葡萄胎。良性葡萄胎病变只局限在子宫腔内，不侵入子宫肌层，一般也不发生远处转移；恶性葡萄胎的病变已侵入子宫肌层或转移到近处或远处器官，肌层的葡萄组织继续发展可穿破子宫壁，引起腹腔大出血；转移到阴道、肺和脑部，可导致病人死亡。良性葡萄胎的临床表现与侵蚀性葡萄胎有类似之处，但侵蚀性葡萄胎可有远处转移症状，而良性葡萄胎没有。另外，在诊断方面，良性葡萄胎依据病史、绒毛膜促性腺激素测定及B超可以确诊；而侵蚀性葡萄胎除了依据病史、绒毛膜促性腺激素测定外，还需刮宫或子宫造影才能作出诊断。良性葡萄胎的治疗是清除子宫内葡萄胎组织即可，而侵蚀性葡萄胎主要是采用化疗来治疗。两者在治疗后都要密切随访，及时发现病情复发或远期转移。

另外，有些有恶变高危因素的良性葡萄胎病人，也要预防性地采用一些化疗或手术治疗。这些恶变高危因素包括年龄较大，子宫增长速度较快，血、尿绒毛膜促性腺激素水平较高者等。

患了侵蚀性葡萄胎应怎样进行诊断

同其他疾病的诊断一样，医生作出侵蚀性葡萄胎的诊断，通常是以其病史和临床症状及体征为依据，结合必要的一些辅助检查，就能更准确地作出诊断。从病史方面讲，有良性葡萄胎病史，清宫后持续不规则地阴道流血或月经恢复又流血，这是恶性葡萄胎病人所具有的症状（也有少数病人没有阴道流血）。第二个症状是患良性葡萄胎后咳嗽，痰中带血丝，随着盆腔病灶的进一步发展，可以出现腹部肿块，与良性葡萄胎一样也可有卵巢黄素囊肿出现。另外，还会出现如妊娠高血压综合征一样的症状。其他器官转移：如出现剧烈头痛、恶心呕吐、偏瘫、提示脑转移；血尿则提示有膀胱转移。经血、尿绒毛膜促性腺激素测定，表现为良性葡萄胎后绒毛膜促性腺激素下降后又上升，或持续不降，或2~3个月仍不能恢复正常，这些都提示良性葡萄胎有恶变可能。若以上方法仍难以确定诊断，医生常选用以下方法：刮宫，若刮出物中无水泡，术后绒毛膜促性腺激素仍不降，应考虑为侵蚀性葡萄胎。其他如子宫碘油造影及盆腔动脉造影，都可以显示病灶是否已侵犯到子宫肌层，目前较常选用 MRI 来协助诊断。

怎样诊断绒毛膜癌

医生诊断一种疾病从病史症状及体征和辅助检查几个

方面着手，绒毛膜癌的诊断也不例外。首先是病史及临床表现：凡是在流产、分娩、宫外孕以后出现典型的阴道流血及腹痛或出现转移症状，如不明原因的咳嗽、咯血及头痛呕吐等体征，化验 HCG 升高，可初步考虑诊断为绒癌。一般葡萄胎流产后一年以上发病者，临床可诊断为绒癌，半年至一年内发病，要排除侵蚀性葡萄胎的可能。测定血中绒毛膜促性腺激素是诊断绒癌的重要手段，葡萄胎清宫术后 100 天，人工流产后 30 天和自然流产后 20 天，足月分娩后 12 天，宫外孕手术后 10 天，若绒毛膜促性腺激素仍持续在高值并有上升者，结合临床可以确定绒癌的诊断。B 超可以辅助诊断滋养细胞肿瘤的病灶在子宫内还是子宫外，彩色多普勒超声可反映绒癌所致的血流信号，均可进一步帮助提高子宫绒癌诊断的正确性。采用以上方法仍不能确诊绒癌时，可以依据清宫或手术时的组织物做病理检查，则可诊断。另外，由于有些是以转移灶出现的症状为最初症状，因而 X 线检查在绒癌的诊断上也显得很重要。对不明原因的咳嗽及咯血者又有前述病史者，首先应进行胸部 X 线检查，以排除有无绒癌的发生。

绒毛膜癌为什么会被误诊为肺病

绒毛膜癌典型的临床表现为在一次妊娠后（包括正常妊娠、流产及异位妊娠等）的一定时间内出现不规则阴道流血、腹痛及转移症状。多数病人是先有原发病的症状，之后一段时间才出现转移症状，这时病人或医生一般不会误诊。但少数病人的临床表现并不典型，往往不是先有典型的原发症状，同时由于从一次妊娠到出现转移性症状超过半年以上，因而就诊时的主要问题是以转移症状为主，而绒毛膜癌转移最多见的部位为肺部，这时出现的症状与气管炎及肺炎或其他肺部疾病无明显差别，如咳嗽、咳痰、痰中带血、胸痛及胸闷等症状。胸部 X 线检查：一开始表现为两肺纹理增粗，继而出现不规则云片状阴影。随着病情的发展，X 线表现的云片状阴影逐渐发展而成球形阴影，这种球形阴影边缘可以比较清楚，也可能比较模糊，从形态上很难和不典型肺炎及肺结核或肺癌区别，因而这时往往会误诊为肺部疾病。用常规抗菌药物治疗，效果不佳，甚至等到出现腹痛、肿瘤破溃引起内出血时，再进行 B 超检查或血及尿绒毛膜促性腺激素测定才想到是绒毛膜癌。

绒毛膜癌需与哪些疾病相鉴别

由于绒癌临床症状缺乏特异性，也就是说绒癌有的症状在许多其他疾病中也可以出现，因此需与这些疾病相区别：a. 绒癌的第一个症状是葡萄胎、流产或足月产或是异位妊娠后，持续性阴道流血，量时多时少，因此首先必须与葡萄胎相区别，同时也要与流产区别。另外，有些甚至误认为是流产后内分泌失调引起的不规则阴道流血。b. 腹痛，有时容易与盆腔炎性疾病相混淆。阴道检查可见紫色结节，易误认为是子宫内膜异位症，或是阴道局部肿瘤。绒癌发生转移后有时并不一定有典型的前期症状，易与转移所在组织器官的疾病相混淆，如肺转移极易与支气管炎、肺炎、肺结核及肺癌相混淆，因为两者出现的症状很类似。有消化道转移者误认为是胃肠道疾病。有些病人原发病灶症状已消失，继发肿瘤的症状才出现，也易误认为是新患其他疾病。有脑转移者，开始可能只是一过性的脑缺血表现，因而要与原发性短暂性脑缺血相区别。脑转移病情进一步发展，出现头痛、意识障碍，需与脑部原发肿瘤相区别。针对育龄妇女或是曾患绒癌的病人来说，出现阴道流血、腹痛、咳嗽等症状时，若经一般治疗无效应怀疑是否为绒癌或是绒癌的发展。另外，绒癌还需与侵蚀性葡萄胎相鉴别。

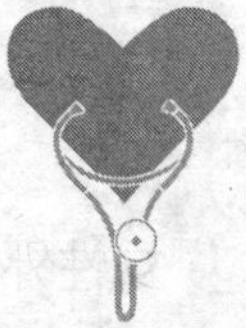

妇科肿瘤病人
应掌握
哪些基础医学知识

姓名 Name ________ 性别 Sex ____ 年龄 Age ____

住址 Address ________________

电话 Tel ________________

住院号 Hospitalization Number ________________

X 线号 X-ray Number ________________

CT 或 MRI 号 CT or MRI Number ________________

药物过敏史 History of Drug Allergy ________________

女性生殖器官的构造

女性的外阴有何特征？它的主要功能是什么

女性外阴包括大小阴唇、阴阜、阴蒂、前庭、尿道口、阴道口、处女膜、前庭大腺、尿道旁腺及会阴部。

① 大阴唇是一对含有纤维脂肪组织的皮肤皱襞，前面与阴阜相连，长有阴毛，后面渐渐变薄止于肛门前3~4厘米，称为会阴体。大阴唇一般自然靠拢，保护着尿道口、处女膜及阴道口不受外力直接冲击。老年妇女呈萎缩状。

② 小阴唇位于大阴唇内侧，是一对薄的皱襞，它们互相闭合覆盖在阴道口上，有防止细菌进入阴道的作用。

③ 阴蒂位于外阴前端，由两个柱状海绵体合并而成，长约2厘米，海绵体内有许多大小不一的静脉管，并有丰富的神经末梢，因此感觉灵敏。当有性刺激时即会因兴奋使肌肉收缩而造成海绵体勃起、肿胀。

④ 前庭位于两侧小阴唇之间，为一长方形的黏膜区。这一区域内有几个开口，前方的孔是尿道口，中央的孔为阴道口，前庭两侧中点有前庭大腺的开口(又称巴氏腺)。

⑤ 处女膜是一个薄膜状的结缔组织，环绕着阴道口成为处女膜孔。形状多种多样，该膜经性交后即破裂，边缘变得不规则，有缺口，分娩后仅存残痕。

⑥ 前庭大腺位于前庭两侧，腺体能分泌黏液，有润滑

阴道口及阴道的作用，性兴奋时分泌量大增。当腺管因炎症等因素发生堵塞时，即在局部形成囊肿称前庭大腺囊肿（或称巴氏腺囊肿）；若有细菌如淋菌感染时，可形成前庭大腺脓肿。

阴道是一个怎样的器官？有哪些功能

阴道是一个腔道器官，连接宫颈及前庭，平时腔道闭合，可防止细菌侵入。它的前方是膀胱底部，后方与直肠相邻。阴道表面由复层鳞状上皮覆盖并形成许多皱褶，以适应阴道的伸展使其有一定弹性。阴道在正常状态下有一定的分泌物，呈蛋白样或乳状，能湿润阴道。青春期后因卵巢内分泌的刺激，使阴道上皮细胞内富含糖原，经过阴道杆菌分解变成乳酸，这样阴道的分泌物呈弱酸性，可防止病菌在阴道内繁殖，这就是阴道的自净功能。

由于上述的解剖生理特点，使阴道具有以下功能：a. 是排泄月经及分泌物的通道。b. 是性交的器官。c. 分娩时是产道的一部分，孕育在子宫内的胎儿通过阴道娩出体外。

阴道处于这样的特殊地位，因此它极易受到细菌、病毒、真菌或衣原体的侵袭，病原体还很容易隐藏在皱褶中不易被杀灭。若不接受正规系统的治疗，常使感染变为长期、慢性的刺激，再加上还存在有某些不注意个人卫生的习惯或性乱交现象，往往成为促使肿瘤发生的原因。

子宫是一个怎样的器官？切除子宫会引起变性吗

子宫位于盆腔之中，像一只倒挂的生梨。它由子宫颈及子宫体两部分构成。

① 子宫颈在子宫的下端，从阴道内可以看到突出的宫颈，这部分覆盖着鳞状上皮。阴道部宫颈的下端有一个开口，称为宫颈外口，直接通向阴道。连接宫体处有一内口，由于宫颈突出在阴道内，很容易接受隐藏在阴道内病原体的侵袭，同时在性交时又最易受到阴茎的冲击及摩擦，因此大约有半数左右的已婚妇女存在着程度不同的宫颈糜烂，这种病损通常认为是慢性宫颈炎的局部表现。这两者既是性行为的结果，也被认为是宫颈癌发生的内在因素。假如在此基础上又因性乱交或感染了人乳头瘤病毒，易发生宫颈癌。

② 子宫体部位于盆腔内，由肌肉组成，中间有一个腔称子宫腔，与子宫颈管相通，腔内衬有一层内膜，这层内膜受卵巢分泌的性激素指挥，发生周期性变化。在卵巢分泌雌激素时内膜为增生期，卵巢排卵后同时分泌雌、孕激素，内膜转变为分泌期。一旦怀孕，这层内膜变成了蜕膜，胚胎就种植在里面。若未受孕，则激素一撤退，内膜就脱落、出血而排出，这就是月经的来源。进入老年期内膜完全萎缩。从以上介绍可以知道，子宫的功能主要是孕育胎儿及月经来潮两个方面。一旦由于疾病而不得不切除子宫时，造成的后果仅仅是无处可以孕育胎儿及不能再来月经，人体仍然具有忠实地分泌女性激素的卵巢周而复始地工作着，因此不可能发生变性；又由于仍然存在着阴道，也不会影响性生活。

卵巢生长在何处？它有哪些功能

卵巢位于子宫两旁输卵管的下方，习惯把卵巢和输卵管统称为附件。卵巢形似扁豆，长为 2.5~5 厘米，宽为 1.5~3 厘米，厚为 0.6~1.5 厘米。卵巢由皮质、髓质及门部组成，皮质部是卵巢的功能部分。新生女婴卵巢的皮质部内充满大量原始卵泡，到青春期卵泡开始发育，绝经后卵泡完全萎缩，皮质部内充满的是白体及纤维体。卵巢是女性的性腺，它具有分泌性激素和产生成熟卵细胞的功能，因此是保持女性特征的主要器官。

① 内分泌作用：卵巢在中枢神经指挥下，主要分泌两种激素：雌激素和孕激素，从而维持女性的各种特征。雌激素可使女性的特征出现，如脂肪分布、乳房发育、使之丰满，外生殖器的发育等；孕激素可使子宫内膜从增生期转化为分泌期，为受精卵着床准备好条件等。

② 排卵功能，繁衍后代：卵巢中的卵泡不断生长发育，但每一个月经周期中，只有一个卵泡达到完全成熟，称为优势卵泡，而其他卵泡均闭锁。到月经周期第 14 天，这一优势卵泡发生排卵，离开了卵巢进入输卵管，若与精子巧遇就形成了受精卵，种植于宫腔内形成了一条新生命。若未与精子相遇，卵子经 48~72 小时失去活力，新的一批卵泡又将形成，新的月经周期重新开始。

为什么女性生殖器肿瘤高于男性生殖器肿瘤

据最近资料统计，发生在女性生殖器的恶性肿瘤占女性恶性肿瘤的第五位，远远超过发生在男性生殖器的肿瘤。其发病率高的原因可能与以下因素有关：

① 在人体胚胎的形成过程中，由于外胚层、中胚层及内胚层的逐渐演变，渐渐形成了人体的各个部分、各个器

官。女性生殖器的起源很复杂，它们由3个胚层交叉、复合而构成，例如输卵管和子宫、阴道的上段来自副中肾管，其中又包含有中肾管残余，这些残迹可以发展成卵巢冠囊肿、阴道壁囊肿及输卵管系膜囊肿等；卵巢则更复杂，它包含了各个胚层的组织，任何组织发生突变都可形成肿瘤。

② 女性生殖器功能极为复杂，它既受神经内分泌控制，又直接受女性激素影响。在女性的一生中这些激素从无到有，从低峰进入高潮，围绝经期时又由高潮跌入低谷，身体必须不断适应这些变化，任何不良刺激或损伤，任何有碍机体变化的因素出现都可以成为肿瘤的诱因。

③ 外生殖器与肛门及尿道相邻又是性交器官，极易受病毒及细菌的侵袭，形成慢性刺激，也是造成肿瘤发生的诱因。综上所述，女性必须十分珍惜自身的健康，保护好机体的自净功能。一旦保护不力，妇科肿瘤即应运而生。

关于妇科肿瘤的一些概念及术语

什么是肿瘤的发生率、病死率及5年生存率

① 肿瘤的发生率：指在一段时间内(一般指一年内)在一个可能得病的自然人群中，某种病新发生的频率。前面介绍的上海地区1994年宫颈癌、宫体癌及卵巢癌的发病率分别为2.3/10万、4.4/10万与6.5/10万，就是指在上海，1994年中每10万名女性中有2.3人得了宫颈癌，4.4人得了内膜癌与6.5人得了卵巢癌。

② 肿瘤的病死率：是指已患某种疾病的人数中有几名已死亡，病死率越高，说明该病的凶险度越高。但由于肿瘤的发生、发展死亡有一个过程，很难以每一年发病者来计算，因而更多采用的是5年生存率。

③ 肿瘤的5年生存率：经常有人来询问得了这个病治得好吗？肿瘤具有浸润、转移、复发等特点，医生不能轻易地允诺这个病已经治好，而只能告诉亲属，得了这种病经过治疗，等过5年之后，每100个病人中有多少位尚存活，这就是5年生存率。这些存活的病人中也包括了已经复发转移者。存活者越多，说明该病控制得越好。例如过去绒毛膜癌的5年生存率几乎接近0，随着肿瘤标志物的发现及敏感的化疗药物开发，到20世纪80年代已上升至81.2%；恶性葡萄胎更高达100%，可以说已达到治愈标

准。但是,卵巢癌的5年生存率虽经国内外专家数十年悉心研究,至今还徘徊在30%~40%。

预后代表着什么概念

预后是指患了这一疾病后它的预期结果如何?判断这一结局的方法是采用病死率、5年生存率等指标。不少因素可以影响预后。

① 疾病发现时是早期还是晚期:一般而言,越是早期,治愈的希望越大,5年生存率高,其预后就好。例如宫颈癌Ⅰ期的5年生存率可达90%以上,而Ⅱ期只有50%~60%;卵巢癌Ⅰ期可达80%左右,而Ⅲ~Ⅳ期不到20%。

② 肿瘤的病理分级:肿瘤的病理组织分化越差,预后越差。

③ 是否及时诊治:如果能在症状刚出现时去找医生,并得到及时发现,则治愈的希望越大;反之,若来就诊时已是晚期,虽然用尽了各种方法,耗费了大量资金,其后果依然极差。

④ 治疗手段是否规范、正确:恶性肿瘤的手术原则与良性肿瘤只需切除肿瘤局部是截然不同的。根据肿瘤有扩散、转移等特点,手术范围必须充分,除广泛切除癌灶及其周围组织外,还要系统、完整地扫除肿瘤区域的淋巴结。若不按规范手术,只作不彻底的切除,往往在术后短期即会复发。此外,有的病症术后还需加放疗作辅助治疗,如子宫内膜癌;有的术后必须做系统的化疗,如卵巢肿瘤;有的肿瘤可以避免手术,单凭化疗即可缓解,如绒毛膜癌等。因此,建议患了恶性肿瘤最好能到有条件、有经验的大医院进行治疗,以提高疗效,改善预后。

为何妇科肿瘤病人治疗后必须随访

在为病人进行医治过程中，随访也是一个重要部分。这是指医务人员不仅为病人作出诊断、进行有效治疗，并在治疗结束后继续关心病人，通过各种方式与病人取得联系，了解病人治疗的效果、康复状况及有无并发症、是否出现复发症等，以便及时发现、及时治疗。这一过程称为随访。

① 恶性肿瘤的随访：目前对妇科恶性肿瘤的治疗手段尽管很多，有的疗效还很好，但是毕竟是癌症，它会复发，会转移。因此，病人在治疗后必须按时随访，以便及时发现问题，及时给予相应治疗，这样可控制病情、延长生命。相反，以为治疗结束就可高枕无忧，不再重复，待一旦再出现症状，多半已无法控制，例如卵巢癌的复发率高达40%。若能及时随访，其中部分病人可以再次接受手术，甚至第三、第四次手术，从而挽救了生命。

② 良性肿瘤随访：某些良性肿瘤也需随访，例如子宫肌瘤在手术作局部切除后，还可能再生长或再复发；畸胎瘤或卵巢囊腺瘤在一侧摘除后，同侧或对侧卵巢也可以再长瘤。因此，必须定期随访，以便及时发现及时治疗。

③ 葡萄胎的随访：由于葡萄胎有恶变倾向，必须进行随访（详见葡萄胎项）。

④ 判断治疗质量：恶性肿瘤的治疗方案是在长期实践中逐渐取得完善的。要判断治疗方法的优劣，可以观察病人治疗后生存的时间、5年生存率等。对各种方案进行比较后取其优者，淘汰差者，才能使治疗效果不断得到提高。

妇科恶性肿瘤是怎样转移的

恶性肿瘤的转移是指癌细胞从原发的或继发的病灶侵犯血管、淋巴管或神经间隙等渠道穿过，这些脱落的癌细胞或癌栓会随血液或淋巴液在与原来病灶不相连续的部位着床，长出新的瘤灶。导致肿瘤的转移受下列条件的影响：

① 肿瘤本身的条件：癌细胞具有不断增殖的能力，它具有侵袭性，可沿着阻力薄弱的邻近组织间隙增殖、生长。

② 病人的条件：免疫防御能力下降、精神因素、遗传体质及应激能力下降等，有利于肿瘤转移。

③ 外界条件：组织受到损伤的程度、粗暴的术前检查及手术操作均会促使肿瘤转移。

肿瘤转移还可以通过直接蔓延，如宫颈癌转移至阴道、子宫腔；卵巢癌转移至膀胱、直肠等。此外，还可以通过淋巴、血行发生远处转移。

妇科普查有哪些重要意义

妇科普查，即定期妇科检查，是通过妇科查体及适当的医疗手段（包括先进的检查技术）来筛查妇科疾病，特别是对癌前期病变或早期癌的及时诊断。我国妇女生殖器官恶性肿瘤是威胁妇女生命的最危险疾病，尤其是子宫颈癌仍居生殖器官恶性肿瘤的首位，发病年龄在30~50岁。子宫内膜癌及卵巢癌多发生于中老年妇女，特别是绝经前后的妇女。宫颈刮片是早期发现子宫颈癌的重要措施，简单易行而可靠。当外阴、阴道、宫颈及宫腔在外观上有可疑或症状上有肿瘤的可能时，采取活体组织检查即可明确诊断。

B 型超声可以显示盆腔深处脏器的影像，如宫颈、子宫和卵巢，对妇科肿瘤的诊断和鉴别诊断有较大的参考价值。

国外多主张妇科普查间隔 3～5 年，一生做 10 次检查即可。北京妇产医院主张间隔 2～3 年，因为她们发现有 20 例子宫颈癌是在 2～3 年期间发现的。国际抗癌联盟主张 3～5 年，但是在第一次普查后的第二年立即补做一次普查，以消灭假阴性。有学者主张小于 30 岁的妇女也应该普查，因为这是个性活跃阶段，容易发生癌前病变。

普查普治，尤其是对易感人群的普查普治，应大力支持，在这方面的投资，应该是有很大远期效益的。每 3～5 年做一次防癌普查，子宫颈浸润癌的发生大约可减少 80%，应该把穷乡僻壤和缺医少药作为癌症的一个高危因素。

祖国医学对妇科肿瘤有哪些认识

祖国医学对肿瘤的认识及防治知识，大多记载于《癥瘕》、《崩漏》、《带下》等章节中。由于当时对女性生殖器官的解剖知之甚少，因此不可能有具体的对某种肿瘤治疗的经验记载，只是后人在学习古医书过程中查阅到某些章节，认为与现代某种肿瘤相似，从而沿用其治疗法则。例如，《黄帝内经》中描写“其始生也，大如鸡卵，稍以益大，至其成如怀子状，久者离岁，按之则坚，推之可移，月事以时下，此其候也”，称为肠覃。这与现代认识的卵巢肿瘤有相似之处。又如“崩中漏下，赤白青黑，腐臭不可近，令人面黑无颜色，皮骨相连，月经失度，往来无常，小腹弦急或若绞痛”，又与子宫颈癌、子宫体癌极为相似。祖国医学中对在妇女小腹内扪及块状物并胀痛者称为“积聚”，又称癥瘕，对其块坚硬不散，固定不移，推之不动者称为癥。

检查出妇科肿瘤是否应该告诉病人

癌症不但对病人生命造成很大威胁，而且在病人得知自己患癌症之后，会对自身及家庭产生心理和精神上的重大冲击和压抑，尤其是妇科肿瘤病人，她们既要考虑到癌症本身的威胁，同时还因为长在生殖器官，关系到女性特征、母性天性及性问题等，心理的压力极为沉重。当然，这时病人的家属、亲友也同样陷入痛苦之中，大多数亲属都努力地试着隐藏自己内心的忧伤，在病人面前尽量掩盖事实真相，再三要求医生对病人保守秘密。其实病人大多自己有所察觉，也在试探了解疾病的真相，她们关心自己的病情，关心治疗的效果。对于患病后是否应该把疾病真相告诉病人历来有不同的看法。

随着医学科学的发展和重视，对恶性肿瘤的早诊早治，癌症已不再是不治之症，很多妇科肿瘤的病人生存期得到延长，不少病人还能长期存活，甚至还能重返工作岗位。但是，她们必须接受正确规范的手术、化疗、放疗在内的综合治疗。在治疗中及治疗结束后，机体的免疫功能与情绪精神状态有着密切的关系，情绪忧伤、精神压抑会抑制自身免疫系统的发挥。因此，应该让病人知道自己是患了癌症，而这一疾病按目前医药水平是能够治好的。这时她们会调动自身的积极性，用她们强烈的求生欲望积极接受医生所给予的正确有效的治疗方案，开朗、乐观地度过手术、药物带来的不良反应，逐渐得到康复。

相反，若病人不了解真情，家属、医生用各种谎言哄骗她们接受各种治疗，这时大家无法了解病人真实的心理状态，可能病人会感到既然不是癌为什么要吃那么多苦，一旦了解真相，病人会有受骗上当的感觉，这时的打击、痛苦将会更严重。因此，应该在病人手术之后，机体基本康复，拆除缝线，准备开始第二阶段治疗前，分几次作心理谈话，一步步慢慢地把病情及治疗的光明前景透露给她们，使她们充满信心。美国曾给两组同一癌症病人的生存率作了比较，一组是了解病情者，一组是隐瞒病情者，采用相同的方法治疗。结果前者的疗效远远好于后者。

妇科肿瘤治疗后可以过性生活吗

随着妇科肿瘤治疗方法的改进，抗癌药物的不断开发，许多妇科肿瘤病人治疗后取得良好的效果，疾病也被控制或治愈，进入长期生存期。这时病人对癌症的焦虑、抑郁情绪减少，但由于提前绝经，不能再生育及身体内分泌的变化，使她们对如何回到正常生活中去，能不能和怎样去恢复性生活顾虑重重。相当多的病人不了解生殖器官结构及其功能，错误地认为切除了子宫就会失去女性特征，性生活会造成癌症复发，性生活会把癌症传染给丈夫等，这也是困扰丈夫的常见问题。众所周知，正常和谐的性生活是调节维持机体正常内分泌功能的重要因素，这对体内免疫功能的发挥十分重要。因此，妇科肿瘤病人康复后恢复正常性生活是十分重要的。不可否认，病人由于切除了卵巢，有的切除了较多的阴道或因接受了放射治疗造成阴道狭窄，的确会影响性生活的质量，有的病人本身已处于围绝经期，于是也自然而然地终止了性生活。但是实际上对癌症治疗后性功能的恢复很多是心理障碍。医生们除了为病人治疗好癌症，同时也应该对康复后性生活中的困惑、障碍进行治疗，告诉病人夫妇，不能单纯强调在性交中性高潮或双方同时达到性高潮，实际上健康的夫妇也不一定能达到。性活动还包括了拥抱、接吻、抚摸及互相亲昵等动作，对于不能进行满意性生活的夫妇来说这也是非常重要的。

妇科恶性肿瘤病人治疗后还能参加工作吗

如前所述，不少妇科恶性肿瘤病人可以得到生存期的延长。旧的观念是癌症意味着病后丧失工作能力，终身休养。过去，亲人、朋友、单位领导对癌症病人主要是照顾和同情，有些已经康复的病人仍照顾在家休养。事实上这样做对病人并无益处，只会让她们始终感到自己是癌症病人，继续存在心理和精神上的负担，存在内疚感，并没有积极作用。应该在病人的病情获得稳定、控制及治愈后逐渐恢复正常的社会活动和生活，并安排从事一些力所能及的家庭或社会劳动。目前，癌症得到治愈的病人越来越多，她们在身患癌症而得到康复时会更加热爱生命，更加愿意把自己患病期间所得到的关爱及帮助去给予其他有困难的人们。

所谓参加工作并不一定指重返过去的工作岗位，不少妇科肿瘤病人年龄在 60 岁，甚至更大，原先已经将要退休。在治愈后她们可以到所在社区去参加一些公益活动，也可参加到诸如癌症俱乐部那样的群体中，介绍她们自己患病过程中逐步克服各种磨难，包括身体与心理上的体会，帮助和指导刚开始治疗的病人树立信心。这种交流不但丰富了自己的生活内容，同时也帮助他人树立自信心，而且确实能提高病人的免疫力，从而延长生存期。

医生对妇科肿瘤病人会进行哪些诊断治疗

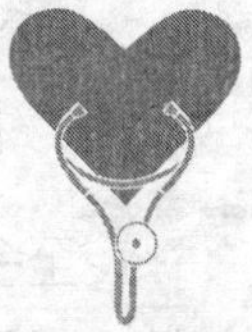

姓名 Name ________ 性别 Sex ____ 年龄 Age ________

住址 Address ________________

电话 Tel ________________

住院号 Hospitalization Number ________________

X 线号 X-ray Number ________________

CT 或 MRI 号 CT or MRI Number ________________

药物过敏史 History of Drug Allergy ________________

妇科肿瘤的治疗方法

治疗妇科肿瘤主要有哪些方法

至今为止，妇科肿瘤的主要治疗方法还是以手术为主，结合化疗、放疗的综合治疗法则。

① 手术治疗：在绝大多数妇科肿瘤病人的治疗中，手术是最常采用也是最重要的治疗方法。当诊断确定后就应考虑是否采用手术治疗及手术切除的范围，甚至有些病例诊断还不能确定时，也有必要做探查性手术，以明确诊断并给予及时的处理。

② 化学治疗：随着抗肿瘤药物的不断发现、研究，目前化学治疗在妇科肿瘤的地位，已从过去的纯粹辅助地位逐渐上升成为与手术、放疗并列的三大手段之一。对某些肿瘤，如滋养细胞肿瘤的疗效尤其突出，可以单独采用化疗而得到治愈。大多数的卵巢癌病人更是不可或缺，都必须应接受系统的化疗，这样才能延续寿命。

③ 放射治疗：是治疗妇科肿瘤的主要手段之一，有的病人需以放射治疗进行根治性治疗，例如Ⅱ期以上的宫颈癌单用放疗可以达到50%~60%的治愈率。有的则作为综合治疗的一个部分，例如子宫内膜癌发现较晚期时，必须加做放射治疗。

但是上述3种方法均有其局限性和缺点，因此妇科肿瘤应重视对此三大手段作综合性治疗，以求提高疗效和改善生活质量。但综合治疗并不是 3 种方法的叠加，而是有的放矢，有计划地进行。例如晚期卵巢癌，当估计手术无法彻底切净时，可以先用化疗使其缩小、松动，然后再做手术，术后再连续追加化疗。对较弥漫的子宫内膜癌可以先做宫腔内放疗，再进行根治手术，根据切除手术标本的病变范围再决定是否照光等。这样均可提高病人的治疗效果，减少并发症的出现。

④ 中医中药治疗：在上述计划治疗结束后或治疗过程中，可以选用合适的中医药治疗，以减轻病人的不良反应，提高机体的免疫能力，以利于病人的康复。

哪些妇科肿瘤适宜进行手术治疗

① 良性肿瘤：妇科良性肿瘤原则上一经确诊均应及时手术（子宫肌瘤除外），通过手术几乎都可获得良好效果，病人很快得以康复。手术方式的选择，原则上与恶性肿瘤不同，这类手术以达到切除肿瘤为目的，应尽量保留该器官的功能，例如卵巢的良性肿瘤——畸胎瘤，在手术时可以只剥出肿瘤，保留患侧卵巢，使病人既切除了肿瘤，仍依然保持两个卵巢的功能。再如有手术指征的子宫肌瘤，原则上应该做全子宫切除。但是若病人很年轻，又未经生育，应尽可能地做子宫肌瘤剔除术，保留其生育功能。但是，上述两种情况，所切除的肿瘤（卵巢的、肌瘤的）都必须送冰冻切片，以排除恶变。一旦发现异常，不管病人是多么年轻，也必须做根治性手术。

② 恶性肿瘤：对于外阴癌、卵巢癌、子宫内膜癌等，原

则上都必须给予手术治疗；而子宫颈癌、阴道癌需根据其临床期别、是否侵犯周围器官、有无远处转移等再决定能否进行手术。例如，子宫颈癌只有Ⅰ期的病人才能手术，而且必须做广泛性根治术，个别有条件的ⅡA期也可手术，其余只得进行放射治疗。而卵巢癌即使已经出现腹腔内的广泛转移，甚至出现胸水，也不应放弃施行手术的机会。

妇科肿瘤手术后还应注意些什么

妇科的良性肿瘤由于手术治疗一般比较简单，损伤小，术后并发症少，易于恢复。手术后不需要特殊监护。

恶性肿瘤的手术因切除范围广，损伤大，而且都在重要血管及输尿管、肠管的附近，易出现并发症。手术后必须加强观察及护理，以促进某些脏器功能及全身状况的迅速恢复。

① 一般监测及护理：回病房后，注意病人的神志恢复情况，每半小时测定一次血压、心律及呼吸次数，保持呼吸道的畅通。

② 保持导尿管通畅。

③ 保持各种引流管的通畅：由于手术复杂，损伤较大，因此手术后常常给病人放置胃肠减压管、腹腔引流管等，这些引流管必须保持通畅。

④ 暂时不能进食：必须由医生检查，确认肠蠕动已恢复后方可开始进流质，等已有排气才逐渐恢复正常饮食。家属切不可操之过急，早早地给病人喂食。

⑤ 一般手术后24小时就可以鼓励病人早期做床上活动，48小时后可下地活动，以求尽早恢复胃肠功能及减少

腹腔内肠粘连的发生及深静脉血栓形成。

哪些妇科肿瘤必须做化学治疗

近几十年来，随着医学科学的发展，对化疗药物的研究出现了较大的突破。目前已有十几种晚期癌可通过化疗治愈，另有几种肿瘤应用化疗后使寿命得到延长。1988 年，Elion 与 Hitchings 由于对抗肿瘤药物研究作出了突出贡献，被授予诺贝尔医学奖。

在妇科肿瘤中，滋养细胞疾病已列入上述可治愈癌症之列，而大多数卵巢肿瘤病人也因接受了系统化疗而得到缓解，延长了寿命。除了这两种肿瘤外，宫颈癌、子宫内膜癌也可把化疗作为辅助治疗的手段。随着新药的不断开发，化疗将在妇科治疗中发挥更重要的作用。

化疗的主要不良反应主要有：a. 造血系统反应。绝大多数化疗药物均会抑制骨髓，其中因白细胞寿命短，最早并最易受到影响，其次为血小板的减少。b. 消化系统反应。大多数抗癌药均可引起恶心、呕吐，除药物直接刺激胃肠道黏膜外，也可因刺激大脑的呕吐中枢及激发化学感受器而致。少数病人因条件反射，还未给药已经引起精神性呕吐。除此以外，化疗药物还可以影响肝脏功能。c. 泌尿系统反应。化疗药物均会引起肾功能损伤，尤其是顺铂可引起肾小管上皮细胞急性坏死等反应，表现为尿素氮和肌酐的上升，严重时可出现肾功能衰竭。某些药物，如异环磷酰胺可以引起出血性膀胱炎。d. 心血管反应。有些药物可以引起心脏损害。e. 其他不良反应。有呼吸系统、神经系统、脱发等反应。化疗后脱发，这是暂时的反应，一旦完成化疗，毛发依然能恢复生长。

鉴于化疗药物有以上不良作用，化疗必须由有经验的医生在各项化验的严格监护下规范化地进行，以免不测。

化疗期间病人及家属应做哪些调理

化疗期间会出现多种毒副反应，不少病人及家属会感到恐惧，甚至希望减少化疗、逃避化疗。但是为了能杀灭那些用手术刀无法切除的、散落残留的微小肿瘤，只能依靠化疗来减少复发的可能性，不应该逃避或拒绝。这些化疗反应已能通过药物来控制、减轻，例如，用基因重组粒细胞集落刺激因子（G-CSF）可以提高因化疗而引起的白细胞持续下降；用5－羟色胺受体拮抗剂，如恩丹西酮（枢丹、枢复宁）等可以抑制中、重度的呕吐，且化疗后上述反应均可消失。化疗期间家属最重要的工作是做好对病人的心理安慰，协助病人树立起战胜疾病的信心，使病人顺利度过化疗反应期。其次在营养上给予照顾，化疗期间病人食欲很差，再加上恶心呕吐，因此不能给予过分油腻不消化的食物，可以鼓励多吃些新鲜蔬菜及水果，并适当进食高热量、高蛋白、低脂肪的饮食，如牛奶、鸡蛋、鱼汤等。另外，应注意病人的口腔卫生，多漱口，多刷牙，以防止和减轻口腔及消化道溃疡；还要鼓励病人多喝水，以增加尿量，促进有毒物质的排出。

哪些妇科肿瘤病人需要接受放射治疗

放射治疗也是妇科肿瘤的主要治疗手段之一，主要适用于下述病例：

① 子宫颈癌：对于Ⅱ期及以上的宫颈癌，原则上都应采用放射治疗。在某些情况下如高龄或有严重内科并发症不适于手术的病人，早期癌也可做放疗。经过几十年的研究总结，宫颈癌的放疗方法已经比较成熟，5 年生存率已达到 65%~70%。随着更先进的放疗设施的开发及诊治方法更规范、更普及，疗效还会进一步提高。

② 子宫内膜癌：虽然是以手术为主要治疗手段，但是如有以下情况还需加用放疗：a. 高龄、有严重内科并发症而无法接受手术或晚期无法进行手术的病人。b. 术前先放疗可以降低手术中的播散，也可缩小病灶，为手术创造条件，或消除隐匿的转移灶。c. 手术后放疗，对有淋巴结转移的地点加做放疗可减少局部复发。

③ 阴道癌及外阴癌也可用放疗。

放射治疗会有哪些不良反应与并发症

放射治疗，就是利用射线照射来杀灭癌细胞的方法。在治疗过程中及结束后，会出现一些射线照射所致的不适或产生一些变化和并发症。主要有以下几方面情况：

① 放射反应：大多由射线照射所致的不适，表现为：a. 全身反应，如乏力、纳差、恶心呕吐。b. 胃肠道反应：肠蠕动加剧、腹痛腹泻、大便出现黏冻或血便等。c. 泌尿系统反应：尿频、尿急、血尿。d. 血象改变：白细胞及血小板减少。e. 放射部位皮肤及黏膜反应：表现为脱屑、色素沉着、皮肤瘙痒等。

② 并发症：这是在放疗结束后出现的因放射所致的症

状，一般发生在放疗结束半年之后，也有数年后出现者，包括：a. 阴道狭窄。b. 放射性直肠炎：轻度为少量便血，中度有多次多量便血，大便次数增多，有黏液，严重时可出现直肠阴道瘘。c. 肠粘连，肠梗阻。d. 放射性膀胱炎及因放疗纤维化引起的输尿管狭窄等。

随着医学科学的飞速发展，防护措施的完善，放疗后实际发生的并发症大多较轻微，且目前也有一些治疗手段。病人及家属应消除顾虑，放松精神，树立信心，以积极姿态与疾病作斗争。

放疗期间病人应怎样调理，以减轻、降低不良反应

癌症病人的心理变化很难适应身体出现的问题、死亡的威胁及日常生活规律的破坏等，尤其对放疗有较多顾虑，认为"这是一种姑息疗法，我已不能做手术，疾病总归不能治好了"等，再加上放疗中出现的一些不良反应，更悲观失望。这时医生除了详细亲切地把病情向她们说清楚外，家属、亲友及朋友们的关心、爱护、劝慰、鼓励是一个十分重要的环节。家属们应耐心地了解病人的真实思想顾虑，加以开导，以关心体贴的态度帮助他们克服治疗中的困难。

对于上述的反应加强以下调理：

① 由于胃肠道反应较明显，可以选择清淡可口、容易引起食欲的菜肴，如肉松、虾、鱼等，不宜进食过分油腻及难以消化的食物。

② 放射治疗区域的皮肤一般会出现瘙痒、充血、脱屑等反应，故必须保持局部清洁干燥，不能用水清洗，以免造

成皮肤溃烂。可以用潮湿的毛巾轻轻擦拭后扑上爽身粉。

③ 每天进行阴道冲洗，即使治疗结束后也至少坚持在半年内继续冲洗，以免引起阴道粘连狭窄。

④ 可以加用中药，以提高身体的免疫能力，调整阴阳失衡状态。

妇科肿瘤病人何时应用中医中药较为合适

中医理论认为，肿瘤的形成是因七情郁结、脏腑受损、阴阳失衡等导致气滞血瘀而成。因此，采用的治疗法以活血化瘀、清热解毒、扶正祛邪等为主。

对妇科肿瘤，认为采用手术、化疗、放疗均能得到较好的效果，尤其在早期发现早期得到诊断者，往往可以使疾病达到长时间的缓解。但是无论手术、化疗、放疗都会给病人带来一定的伤害，治疗中机体的免疫能力下降。探索有效的中西医结合的综合疗法，以提高病人生存率及改善生活质量是一个被关注的课题。中医中药可用于：

① 提高肿瘤后期效果：3 大方法治疗结束后，可用中药提高病人的自身免疫功能和抗癌能力，以维护机体内环境的稳定，起到祛邪扶正的作用。

② 中医药与放、化疗结合，以减毒增效：在化疗、放疗过程中及治疗结束后，可服用中草药以减少不良反应，改善全身状况。也可用中草药保护胃肠道功能，使病人很好地进食，保证治疗如期完成；而扶正的方药可保护和改善骨髓造血功能。随着我国对祖国医学遗产的重视与发掘，希望不久将来能在妇科肿瘤的治疗中有所突破。

免疫治疗在妇科肿瘤治疗中有哪些作用

目前对恶性肿瘤的治疗有了新概念，认为只是杀灭、杀伤肿瘤细胞，还不能根本解决问题，于是近年来肿瘤生物治疗的研究成为肿瘤治疗的第四种模式。其中免疫治疗是生物治疗中的重要范畴，它使用在通过手术、化疗、放疗 3 种方法消除了绝大多数的肿瘤负荷之后，作为一种辅助性手段来消灭那些残余下的肿瘤细胞，调动机体抗肿瘤免疫反应，防治肿瘤的复发、转移及抑制肿瘤生长。主要免疫治疗方法有：

① 主动特异性免疫治疗（又称肿瘤疫苗）：这一方法经过一个世纪的研究，目前还在作广泛深入的研究。

② 被动免疫治疗：这是指给病人输入肿瘤特异性单克隆抗体，又称单抗导向治疗。这一方法虽经 20 余年的研究，但临床效果还难肯定，单独使用效果不理想。

③ 继承性免疫治疗：将有免疫活性的自体或异体免疫细胞及其产物输给肿瘤病人，提供免疫力。如应用杀伤细胞（LAK 细胞）对黑色素瘤及肾癌有一定疗效，但已有 LAK 引起严重不良反应的报道，并曾一度有滥用现象危害了病人，目前还不够成熟。

④ 细胞因子治疗：是目前研究的热点。干扰素为病毒感染后细胞或成纤维细胞的产物，对黑色素瘤效果较好；对实体瘤、卵巢癌的缓解率为 13%；其他如白细胞介素及肿瘤坏死因子等，它们的临床价值还需不断摸索。

⑤ 免疫基因治疗：这是极有重要意义的课题，但技术上要求很高，目前仍有许多未被解决的问题，正处于试验阶

段，有待慎重研究。

晚期妇科肿瘤病人出现剧痛怎么办

癌性疼痛与其他慢性疼痛相比，大多数有组织损害，尤其当侵及神经、骨膜等组织时，将十分严重。而且，病人在情绪上也有过度紧张及恐惧的色彩，因此应该尽力设法减轻或缓解病人的痛苦，从而使病人从焦虑恐惧状态下解放出来，千万不能认为癌症到晚期总要疼痛而束手无策。主要治疗方法有：

① 治疗癌症有利止痛：如手术、化疗、放疗皆可止痛，这里所指的仅仅是止痛性治疗。如肿瘤骨转移时给予局部放疗，往往可达到止痛；当神经、肌肉受侵时，可用化疗或激素止痛。

② 神经通路阻滞止痛：a. 作连续硬膜外麻醉，放置连续输液泵以便持续给药。b. 骶前神经阻滞。

③ 药物止痛：是治疗癌性疼痛的基本方法，治疗原则是个体化治疗，对不同病人采用不同药物或不同剂量，目前按 WHO 建议采用三阶梯止痛原则。a. 轻、中度选第一阶梯药物，如阿司匹林、对乙酰氨基酚（扑热息痛）等。b. 不缓解或加重改用第二阶梯药物，阿片类如吗啡、可待因、氯沙酮、芬太尼等。c. 若疼痛仍存在中、重度时，则用第三阶梯，即增加阿片剂量。

这些止痛药应定时给药而不要等病人痛了再给，以保证止痛药在体内保持一定的浓度。但药物的选择及给药方法一定要遵照医生的嘱咐，不能自行其是，因为上述药物均有一定的不良反应。

外阴及阴道肿瘤的治疗

外阴患有色痣要切除吗

色痣是含痣细胞的一种肿瘤，常有家族史，属于先天性疾病。痣几乎人人都有，仅数量多少不同而已。有颜色的称色痣，色痣的形状、大小、多少及颜色很不一致，可呈棕色或棕褐色，表面平滑斑；也可呈扁平、球状、椭圆形高出皮肤的肿物；有的长毛，有的无毛，有毛的称毛痣。全身任何部位都可长痣，女性外生殖器部位也常发生，可随年龄增长而长大。痣属于良性肿瘤，一般不会恶变。长在外阴的色痣一般不需治疗，但对易摩擦部位的色痣，特别是发现色痣突然增大，明显隆起，有刺痒、灼热或疼痛；痣表面有溃疡、易出血；脱毛、脱色等情况时，切勿自己乱用腐蚀药去烂痣或用针挑痣，以免刺激瘤体，带来不良后果。对有怀疑的色痣应及早就医检查、治疗。治疗的方法较多，如冷冻、激光烧灼、化学剥脱与手术切除等，以手术切除最好，因其较彻底，又能将切下的组织送病理检查，以排除恶变。

外阴出现子宫内膜异位症怎么办

当具有生长功能的子宫内膜组织出现在子宫腔被覆黏

膜以外的身体其他部位时，称子宫内膜异位症；正常的子宫内膜也可出现和生长在外阴部，称外阴子宫内膜异位症。单纯外阴子宫内膜异位症的病人，常主诉外阴有肿块，并且肿块随月经期肿胀增大，伴坠胀或疼痛，月经过后肿胀、疼痛减轻或消失，严重者因疼痛而不能性交。子宫内膜的播散和种植是常见的内异症原因。因此，月经期、刮宫、分娩时要注意保护外阴，特别是外阴有伤口时，防止子宫内膜播散种植在外阴。外阴子宫内膜异位症的治疗，要视症状和病变轻重及是否合并身体其他部位的子宫内膜异位症而定。一般来说，症状较轻且又有身体其他部位子宫内膜异位症时，可采用性激素治疗。目前临床上常用的性激素疗法有假孕疗法、高效孕激素疗法、假绝经疗法、雄激素等，常用的药物有 18－甲基炔诺酮、丹那唑等。症状和病变较重者，可采用手术疗法切除外阴的病灶。若病灶较大，不能彻底切除者，手术后辅以性激素治疗 3 个月，以消灭外阴残留的子宫内膜。

何谓鲍文病

鲍文病最早于 1912 年由 Bowen 所描述，由此而得名。该病局限于上皮内，表皮的基底膜完整，但上皮的非典型增生不如一般的鳞状细胞原位癌明显，预后较一般的原位癌好。该病好发年龄为 50 岁左右，临床上可无症状，也可有外阴瘙痒。病变为暗红色粗糙斑或丘疹样改变，边界清楚但不规则，表面常有结痂，去痂皮后可见肉芽组织或渗出液，需与湿疹及溃疡相鉴别。病变主要发生在大小阴唇，有时也可发生在会阴及阴蒂，肿瘤生长缓慢，约有 2％的鲍文病可发展为浸润癌。鲍文病的治疗，原则上应进行单纯外阴切除；也有人主张局部病灶切除，但做此手术，应尽量切净病灶，切除范围以手术需要为准，且做切缘的冰冻切片；也可进行冷冻、电灼、激光治疗，无论采用何种治疗方法，均应定期随访。

幼女外阴发生白色病变应怎么办

幼女外阴白色病变是指一组确切病因尚未明了的幼女外阴皮肤、黏膜营养障碍的疾病，表现为局部皮肤黏膜变白、变粗或萎缩，伴不同程度的组织变性。外阴白色病变的癌变发生率3%~5%。幼女的内、外生殖器处在发育阶段，抗感染能力弱，因此幼女的外阴白色病变要坚持预防为主、有病早治的原则。可用3%的硼酸溶液或温水清洗外阴，保持外阴卫生；积极治疗外阴炎症及阴道的细菌、滴虫、霉菌感染，防止其他人的泌尿、生殖道的传染病感染幼女；加强全身营养，增强幼女的免疫功能等。幼女的外阴白色病变大多数为混合型，单纯萎缩型也有，但因幼女处在发育期，可有判断不确切，对幼女外阴白色病变不宜过早作出萎缩性病变的诊断。最好应用无明显不良反应的中西药治疗，激素类药物尽量不用，因为激素类药物可影响幼女的发育。一定要用时要谨慎，且剂量要小。

外阴良性肿瘤进行手术切除时应注意些什么

外阴良性肿瘤发生在体表，容易引起重视。外阴良性肿瘤一般呈膨胀性生长，速度缓慢，肿块大小不等，边界清楚，表面光滑，包膜完整。手术切除肿瘤是治疗外阴良性肿瘤的主要方法，手术切除后一般不会复发，无转移，预后较好。手术切除时应注意完整切除肿瘤，切下的标本应送病理检查，必要时作冷冻切片，按冰冻切片结果决定手术范围。若肿瘤继发感染，必须在消炎治疗后再进行手术切除。外阴平滑肌瘤带蒂或浅表的可进行局部切除，较深的肌瘤可切开包膜将肌瘤摘除。切除纤维瘤原则上为沿肿瘤根部局部切除。乳头状瘤手术时应做冰冻切片检查，若证实有恶变，必须做较广泛的外阴切除。切除汗腺瘤时，应先做活组织检查，确诊后再做相应范围的切除。

哪些外阴肿瘤适宜用冷冻或激光治疗

激光治疗和冷冻治疗是临床上广泛应用的治疗技术。实践证明，不仅对一些常见病、多发病有显著的疗效，而且对某些疑难病的诊断、治疗也显示出独特的优点和广阔的前景。在妇科外阴肿瘤的治疗中，常用于治疗外阴、阴道尖锐湿疣、软纤维瘤、乳头状瘤、各种色素痣、疣状痣等疾病。目前在外阴肿瘤的治疗中，常用的方法是 He－Ne 激光治疗、CO_2 激光治疗及液氮低温治疗等。采用激光或冷冻治疗前要严格掌握适应证，全面了解病人是否同时患急性病，如上感发热、生殖道急性炎症等，如有上述疾病，必须治愈后，再进行激光或冷冻治疗。治疗后一些病人局部有不适感，病损处有渗液，这些均属于正常治疗反应，可用高锰酸钾溶液(1∶5 000)坐浴，每日 2 次；如创面大，手术时间长，手术后应给抗生素预防感染。手术后需定期进行随访。

患外阴良性肿瘤有哪些治疗方法

外阴部生长的良性肿瘤种类很多，主要有上皮来源的如乳头状瘤、尖锐湿疣、软纤维瘤等；附件来源的如汗腺瘤、皮脂腺瘤等；中胚叶来源的如纤维瘤、脂肪瘤、平滑肌瘤等；神经源性的如神经鞘瘤、神经纤维瘤等。治疗方法有观察随访、手术切除、物理治疗等。对估计不发生恶变、无症状或肿瘤小者可观察随访，如软纤维瘤、脂肪瘤、神经纤维瘤等；有恶变可能的、肿瘤较大者应进行手术切除，如乳头状瘤恶变率为 2%~3%，平滑肌瘤若直径超过 5 厘米有肉瘤变可能，较大带蒂疣块、单个纤维瘤等均应进行手术切除。切除标本要送冰冻切片检查，如有恶变，应扩大手术范围。尖锐湿疣可用物理治疗，如冷冻治疗适用于较平坦的湿疣，治愈率达 90%；激光治疗适用于表浅的尖锐湿疣，治愈率达 95%。

外阴癌手术治疗包括哪些范围

外阴鳞状细胞癌又称外阴鳞癌、外阴癌，是最常见的一种外阴部癌，约占外阴恶性肿瘤的 90%。手术是外阴癌的首选治疗方法。手术的范围根据临床期别、病变的部位、肿瘤细胞的分化程度与浸润的深度、病人的身体状况等而定。外阴癌的常规手术范围应包括外阴根治性切除及双侧腹股沟深浅淋巴结清除术。一般多采用一期手术，即在清除腹股沟淋巴结后，立即进行根治性外阴切除术。若腹股沟淋巴结阳性，应加做盆腔淋巴清除术。若病灶小且偏于一侧，可进行根治性外阴切除术加患侧腹股沟淋巴结清除。如病灶位于阴蒂的外阴癌，病灶虽小也应按常规范围进行手术。外阴癌的癌前病变称为外阴上皮内瘤样病变，包括外阴不典型增生及原位癌。治疗根据病情及病人年龄，采用冷冻、激光和手术切除局部病灶等。无论采用哪种方法治疗，均应长期随访。若进行手术切除时，年轻病人可根据病灶范围进行广泛的局部病灶切除及外阴修复，以保留性功能，而老年病人以外阴切除较为妥当。

预防外阴恶性黑色素瘤应注意些什么

外阴恶性黑色素瘤是一种恶性程度较高的肿瘤，其发生率占外阴肿瘤的2%~3%，可发生在任何年龄段的妇女，其来源常见于外阴结合痣或复合痣。临床上主要表现为病灶部位色素沉着、隆起呈结节状或表面有溃疡，病人主诉有外阴瘙痒、出血、色素部位增大。其病灶多位于小阴唇或阴蒂。由于病灶部位靠近女阴中心区域，其淋巴液直接引流到盆腔深部淋巴结，所以容易扩散，预后较差，5 年生存率仅为30%。外阴恶性黑色素瘤的预防及早期治疗尤为重要。作为一名女性，最简单的检查方法是洗浴时的自我检查，对于已婚育妇女应做定期妇科检查，这样能及时地发现妇科、甚至是其他科的疾病。一旦发现外阴色素痣增大、隆起、出血、溃疡及瘙痒等症状，均应及时到医院就诊，尽量做到早期诊断、早期治疗。同时，应注意个人卫生，保持外阴清洁。在穿着方面，应选用对外阴皮肤刺激较小的全棉内裤，以及宽松、柔软、透气的外裤，以减少对外阴皮肤的摩擦。对可疑病人要明确诊断，注意切勿进行病灶局部活检，而应在作好手术切除的准备下，将病灶完整切除，其切缘应距病灶 2～3 厘米以上，切除的标本要快速冰冻切片检查。如确诊为恶性黑色素瘤，立即进一步做扩大手术。手术是首选的治疗方法，可根据病灶范围以决定手术方案，一般需进行外阴根治术及腹股沟深、浅淋巴结清扫术。如淋巴结阳性；需进一步做盆腔淋巴结清扫术。外阴恶性黑色素瘤的恶性程度较高，容易发生淋巴及血行转移，手术后需加用化疗以提高生存率。化疗药物可用氮烯咪胺、顺铂等。恶性黑色素瘤对放疗不敏感，但对有转移或局部复发病人可以采用，以延长生命；也可采用非特异性或肿瘤抗原的特殊性免疫治疗。其预后与病变大小、浸润深度、有无淋巴结及远处转移等有关。总之，治疗后必须定时长期随访。

外阴转移性恶性肿瘤应怎样治疗

所谓外阴、阴道转移性肿瘤，是指非外阴、阴道原发的恶性肿瘤。这些肿瘤的原发病灶多数是宫颈、宫体的癌肿，少数是卵巢、胃肠道、肾脏、膀胱及乳腺的癌肿或绒癌。它们主要通过癌栓静脉逆行性转移或由淋巴转移到达外阴或阴道；晚期的宫颈癌、宫体癌的癌灶，通过直接蔓延的方式转移到阴道及外阴。通常转移性癌肿的病灶呈单发或多发皆有，预后不佳。绒癌和恶性葡萄胎的转移灶发生在阴道下端，最常见的部位是阴道前壁和尿道口下方，所以在外阴可见紫蓝色的结节，一般直径 1～3 厘米。若溃破可见溃疡，继发感染后有恶臭。根据病人有绒癌、恶性葡萄胎病史，再加上外阴的病灶，诊断不困难。外阴的转移癌可在大阴唇、阴蒂、小阴唇以及会阴部位见到单个或多个结节，大小不等。诊断主要依靠活检病理，其形态、分化程度与原发灶经常是一致的。治疗应根据病情和原发病灶的性质，可以进行手术切除，也可以进行化疗。

女性患了阴道良性肿瘤也要切除吗

阴道位于真骨盆下部的中央，阴道壁由黏膜、肌层和纤维层构成，阴道黏膜由复层鳞状上皮覆盖。阴道良性肿瘤中常见的有乳头状瘤、平滑肌瘤、纤维瘤、神经纤维瘤等，少见有淋巴瘤、血管瘤等。a. 乳头状瘤。阴道壁上小的、单个或多个乳头样质脆的肿瘤。b. 平滑肌瘤。阴道壁上单个、大小不一、质硬、表面光滑的肿瘤。c. 纤维瘤。阴道壁上质硬、单个、大小不一的肿瘤。d. 神经纤维瘤。肿瘤为多发性生长，大小不一、结节状、边界不清。肿瘤小者往往无症状，肿瘤较大者可出现性交不适、性交困难、阴部坠胀感或肿瘤脱出于阴道口。肿瘤合并感染时，表面坏死形成溃疡，出现阴道分泌物增多或阴道流血等。阴道良性肿瘤的治疗：肿瘤较小，无不适者可以定期随访观察，当出现下列情况时应考虑手术切除：肿瘤较大且有症状者；阴道神经纤维瘤，易复发者；肿瘤合并感染控制感染后；阴道平滑肌瘤大于 6 厘米者。手术切除的标本应送病理检查。

阴道良性肿瘤对妊娠、分娩会有影响吗

阴道良性肿瘤包括乳头状瘤、平滑肌瘤、纤维瘤、神经

纤维瘤、血管瘤和脂肪瘤等。此外，一些类似肿瘤的病灶，如上皮包含囊肿、胚胎遗留性囊肿(中肾管囊肿)、子宫内膜异位症、阴道腺病等也包括在阴道肿瘤之内，这些良性肿瘤一般不影响妊娠继续。

阴道良性肿瘤体积小，临床上没有症状。大部分孕妇是在进行产前检查时才被发现有阴道肿瘤的。如果是良性囊肿，体积小，无症状，不影响妊娠进展者，可自然分娩，囊肿暂不予处理，分娩时，会阴侧切口的选择应尽量避开瘤体部位。如在妊娠晚期或分娩时发现阴道囊肿阻碍先露部进展者，可以将囊肿液体抽吸出，待产后再做摘除术。如在妊娠晚期或分娩时发现阴道壁小型纤维瘤，带细者可以摘除。不易切除或实质性肿瘤阻塞产道者，可考虑进行剖腹产术，肿瘤待产后再做切除。如果是阴道壁血管瘤，瘤体表浅，面积较大者，应考虑到先露部下降时对阴道壁的挤压、摩擦可能会造成瘤体破裂而导致大出血危及生命，应以剖腹产为妥。

怎样选择阴道恶性肿瘤的治疗方法

阴道恶性肿瘤应采取以手术为主的综合治疗，手术是首选的治疗，化疗、放疗作为辅助治疗。阴道恶性肿瘤如是发生在阴道上段的早期癌，可进行子宫根治术和阴道部分切除(阴道切缘距病灶边缘至少 3 厘米及盆腔淋巴结清除术)；阴道下段早期癌，则进行外阴阴道根治术及腹股沟淋巴结和盆腔淋巴结清扫术；对阴道肉瘤，一般主张进行子宫根治术及阴道切除术及双侧腹股沟淋巴结和盆腔淋巴结清扫术。阴道黑色素瘤病灶在阴道上段的应进行子宫根治术及盆腔淋巴结清扫术及阴道切除术；病灶在阴道下段的进行外阴根治术、阴道切除及腹股沟深、浅淋巴结清扫术。如淋巴结阳性，应做盆腔淋巴结清扫术。

宫颈肿瘤的治疗

患了宫颈上皮内瘤样病变(CIN)怎么办

通过近几十年对CIN病例的研究和随访发现:a.它变化成癌的机会与CIN的级别及是否伴有高危的人乳头瘤病毒(HPV)感染有关。b.转变成宫颈癌需历经漫长的时间,10年左右。c.有些病人具有向好逆转的可能性。d.绝大多数CIN感染的病灶较局限,保守治疗一次性治愈的比例可达到90%左右。e.即使是原位癌的病人,其5年生存率可达到100%。再加上患宫颈CIN的病人比较年轻,有的还没有结婚,因此,如何治疗必须综合多方因素来考虑。根据国际宫颈CIN治疗指南的意见,把年轻的、未婚、未育的女性列为特殊人群,对她们的治疗策略较为慎重,不宜过度。对CINⅠ级,HPV(-)的病人,由于她们会有较高的自然逆转率,可以每3个月做一次细胞学检查,在连续2次正常后改为半年一次。之后与常人一样,每年检查一次;若HPV(+),病人已有孩子的可给激光、微波、冷冻等物理治疗。而CINⅡ-Ⅲ级的普通人群,尤其HPV(+)者应做LEEP术,之后根据手术切下组织的病理再决定是否需进一步治疗。

何谓宫颈的 LEEP 术，适合哪些病人

LEEP 术是宫颈环状电切术的简称，它是一种新型的电切疗法。把有病变的宫颈作锥形切除，由于操作快速简便，并发症少，可以在门诊治疗，并且对切下的组织还可以做进一步检查，避免遗漏癌变的部分。近 10 年来已被广泛应用。但是目前国内却存在有过度治疗的趋向，如对 CIN 级别较低、甚至只有慢性炎症的年轻女性也采用此手术，那就有些过分了。经过多年临床治疗经验，结合文献报道，笔者认为下列指征较为合适：

① 持续存在的 CIN Ⅰ级在一年以上，又没有继续随访条件者。

② CIN Ⅰ级但有高载量的高危 HPV 感染。

③ CIN Ⅱ－Ⅲ级。

上述病人在完成 LEEP 术后，还要根据切下组织的病理结果再决定是否还需进一步治疗。

治疗宫颈癌有哪些方法

宫颈癌的发生是一个连续发展的过程，包括宫颈非典型增生（轻→中→重）→原位癌→早期浸润癌→浸润癌的一系列病理变化。对宫颈癌病人制订最佳的治疗方案，首先要明确诊断，包括临床分期、病理类型、病灶范围，同时了解病人的全身状况有无并发症等，综合考虑后制订治疗方案。宫颈上皮内瘤变（CIN）是一组与浸润性宫颈癌密切相关的癌前期病变，即宫颈非典型增生。常用治疗方法有电

凝治疗、冷冻治疗、激光治疗、宫颈锥切术、宫颈环状电切术;对无生育要求或中老年的宫颈上皮内瘤变Ⅲ级病人,全子宫切除术是最常用、彻底的治疗方法。对有手术禁忌证或拒绝手术的原位癌病人可予腔内放疗。早期浸润癌的治疗以手术为主,但治疗方式与范围悬殊很大,从宫颈锥切术到广泛性子宫切除加盆腔淋巴结清扫术,原则上应根据浸润深度、病变范围、有无脉管受累、病灶是否融合及病理类型等方面选择合适的术式。对于拒绝手术或有手术禁忌证的病人可予放射治疗。对手术未切净或伴脉管浸润、病灶融合、疑浸润癌手术后需补充放疗。宫颈浸润癌的治疗主要是手术、放疗、手术合并放疗。放疗适用于各期病人,手术仅适用于Ⅰa期~Ⅱa期病人,以子宫广泛切除加盆腔淋巴结清扫术为宜。宫颈腺癌对放疗敏感度稍差,若有可能应争取手术或放疗加手术。过去认为宫颈癌无效的化疗,现已成为辅助治疗的常用方法,手术前或放疗前后用化疗,使肿瘤的体积缩小后再进行手术或放疗,可以提高手术切除率,减少复发及提高生存率。现代肿瘤治疗进入综合治疗时代,除了上述基本手段外,临床上尚有微波热疗、生物治疗、激素治疗、中医中药治疗等多种辅助手段,以便提高疗效。

哪些宫颈癌适宜进行手术治疗

临床早期是手术适应证。宫颈原位癌可进行全子宫切除术,尤其是对已无生育要求或中老年的宫颈上皮内瘤变Ⅲ级病人。对年轻要求保留生育功能的病人可进行宫颈锥切术或宫颈环状电切术,手术后需密切随访。对于宫颈浸润癌Ⅰa期～Ⅱa期病人，适合手术治疗。但由于一般妇科恶性肿瘤的手术范围较大，手术时间长，麻醉面宽，出血和输血、输液量较大，所以要求病人术前全身情况基本正常，如无重度贫血，肝、肾、肺功能正常，估计能承受手术并能在手术后恢复，否则需在手术前纠正和改善以上不良情况后才能手术。年龄越大，体质越差，且伴发心脑血管病较多，手术适应证相对减少，但由于麻醉、监护、输血、输液技术的迅速发展，对70岁以上的宫颈癌病人，根据其全身耐受情况，仍可选择手术。手术也适用于妊娠的病人，在妊娠早期、中期的病人进行子宫广泛切除术并不增加手术并发症。对于宫颈残端癌、阴道狭窄的宫颈癌病人及不宜用放疗的宫颈癌病人可进行手术治疗。另外，病人心理状态和手术的理解程度对确定手术也十分重要。如果病人对手术十分惧怕，对手术的理解不正确、不合作，如对手术可能的肠切除，肠造瘘不接受，医生不能施行手术。

患了宫颈癌治疗后还能生育吗

对于宫颈癌Ⅰa期～Ⅱa期病人以手术为主，手术方式以扩大子宫切除术至子宫根治术不等。Ⅰb期～Ⅱa期病人加用盆腔淋巴结清扫术，若进行子宫切除后就不能保留生育功能了。对于宫颈上皮内瘤变Ⅰ、Ⅱ级病人，可采用保守治疗，如电凝、冷凝、激光、宫颈锥切术等，且手术后需密切随访。由于保守治疗保留了子宫，故也保留了生育功能。对于宫颈上皮内瘤变Ⅲ级病人，即宫颈重度不典型增生和原位癌者，是否采用保守治疗，分歧较大。由于宫颈上皮内瘤变Ⅲ级进展到癌的机会明显增多，65％以上的重度不典型增生可发展成原位癌，18%~36%的原位癌进展为浸润癌；宫颈上皮内瘤变Ⅲ级常与早浸或浸润癌并存，诊断水平的差异导致诊断不充分而漏诊；宫颈上皮内瘤变Ⅲ级，国内多数病人来自农村，缺乏长期随访条件。鉴于上述种种原因，对于已无生育要求的宫颈上皮内瘤变Ⅲ级病人全子宫切除是最好的治疗选择。目前对宫颈上皮内瘤变Ⅲ级病人，国内以手术治疗为主，国外有主张采用保守治疗者。对病变局限、年轻有生育要求的宫颈上皮内瘤变Ⅲ级病人可进行宫颈锥切术。采用保守治疗需注意以下几点：a. 治疗前必须详细检查，准确诊断，需排除浸润癌。b. 手术在月经干净后5~7日后进行。c. 宜在碘染或阴道镜直视下治疗。d. 治疗达足够深度，不应少于4毫米。e. 治疗范围应包括宫颈上皮的全部病变（以超出病变5毫米为宜），整个转化区及颈管下段。f. 治疗后应长期随访，包括细胞学、阴道镜和病理等项目。

宫颈癌手术治疗能保留卵巢吗

宫颈癌是全球妇女恶性肿瘤中仅次于乳腺癌的第二个最常见的恶性肿瘤，在发展中国家妇女中发病率居第一位。在大多数妇女中（包括我国）宫颈浸润癌的发病率在20岁以前是很低的，20~50岁增长较快，其后上升幅度变缓。1977~1984年南澳大利亚报道，原位癌发病年龄高峰为30~34岁，较浸润癌早20年或20多年。然而近年一些国家发现，年轻妇女宫颈癌的发病有上升趋势，尤其在20~24岁、25~29岁年龄组上升明显，这可能与性自由的增长有关。那么对这些年轻女性施行宫颈癌手术是否可以保留卵巢呢?宫颈癌的转移为直接浸润宫旁韧带、阴道或通过淋巴道转移,卵巢的转移极为罕见。如病人较年轻或绝经前手术病人,均应保留一侧或双侧正常卵巢,这样既能达到治疗完全彻底,又能尽最大可能保留病人的卵巢分泌功能。

宫颈癌手术治疗会有哪些危险性

宫颈癌手术包括子宫广泛性切除术加盆腔淋巴结清扫术。手术范围广,创伤多,手术时易发生并发症。常见的并发症有:

① 损伤脏器:子宫位于盆腔中央,前有膀胱后有直肠,其周围有许多盆腔大血管。无论哪一种根治手术,都有可能损伤子宫周围脏器,最常见的是损伤肠曲或膀胱或输尿管。若误选晚期病例手术,病灶已浸润膀胱或肠曲,在推移或剥离时更易损伤。若损伤部位已有癌灶浸润,应根据病情考虑做膀胱部分切除,缝合或切除部分肠段再吻合等修补术。神经损伤并不常见,绝大多数神经损伤不至于发生永久性伤残。

② 手术时出血:一是在清扫淋巴结时;二是在分离主韧带或游离输尿管隧道时,导致盆底静脉丛出血。术后的并发症有:a. 手术后出血。手术后出血并发症较少见,如阴道残端出血等。若在手术后数日才发生出血,多与继发感染有关,这时应先控制感染,根据出血多寡决定是否需经阴道或剖腹止血。b. 膀胱并发症。包括瘘管形成、神经性膀胱功能障碍等,病人可有排尿困难主诉。c. 输尿管并发症。由于手术中剥离输尿管时易损伤其管壁或影响其局部血运,加之手术后继发感染、排尿不畅等可使输尿管受损伤

处或因血供障碍而发生坏死、脱落而形成输尿管阴道瘘、膀胱阴道瘘、腹膜外渗尿等。d. 盆腔淋巴囊肿。盆腔淋巴清扫术后，腹膜后留有死腔，回流的淋巴液滞留在腹膜后而形成囊肿。淋巴囊肿小可无症状，有时在子宫广泛切除术及盆腔淋巴清扫数月后，淋巴囊肿的症状体征才明显出现。当淋巴囊肿较大时，病人主诉下肢不适，同侧下肢可有水肿，甚至会导致输尿管梗阻。e. 感染。由于手术创面大，且病人恶性肿瘤，全身机体免疫功能较低，易发生感染，手术后可表现为高热，严重者可出现败血症性休克。f. 静脉血栓及栓塞。由于手术时间长，下肢长期固定，手术中静脉血凝高，静脉壁受损，且恶性肿瘤病人本身血液凝固发生变化，故约 50% 以上的病人在手术后发生下肢静脉血栓，3%~5%病人的下肢隐性静脉血栓可能发生肺栓塞，甚至危及生命。因此，病人手术回病房后，应鼓励提早下床活动，定时间断压迫病人的下肢，有良好效果。

哪些宫颈癌病人适宜进行放射治疗

宫颈癌放射治疗的适应证比较广泛，各期宫颈浸润癌均可放疗，在某些情况下的原位癌和早期浸润癌，如高龄及不适宜手术者也可实行放疗。但有以下情况被认为放疗禁忌：a. 骨髓抑制。周围白细胞总数小于 3×10^9/升，血小板小于 70×10^9/升。b. 肿瘤液化、恶液质、尿毒症。c. 急性或亚急性盆腔炎，不应进行腔内放疗。d. 急性肝炎，精神病发作期，严重心血管疾病未获得控制者。e. 宫颈癌合并卵巢肿瘤时，应先进行切除卵巢肿瘤后再做放疗。

放射治疗会发生哪些并发症

放射治疗过程中或疗程结束后不久，由于射线照射所致的不适或产生一些变化，称为放疗反应，常见的有：a. 全身反应。乏力、纳差、恶心、呕吐等。b. 胃肠反应。肠鸣、腹痛、腹泻、下坠，大便出现黏液及血便等。c. 泌尿系统反应。尿频、尿急、血尿。d. 血象改变。主要表现为白细胞及血小板降低。e. 照射区皮肤黏膜反应。皮肤可有脱屑、色素沉着、皮疹、毛囊扩张等；黏膜可见充血、水肿、白膜出现等。并发症是指放疗结束后，由于放射所致改变及引起的症状，一般并发症多发生于半年后，有的甚至放疗后数年才出现。常见并发症有：a. 阴道狭窄、宫腔积液，均由于放射线所致阴道纤维变，颈管狭窄所致。b. 最常见的肠道并发症是放射性直肠炎，轻度为少量便血；中度者为便血量多，下坠、大便次数增多，有黏液；严重者可出现阴道直肠瘘。c. 肠粘连、狭窄，肠梗阻、肠壁溃疡坏死，甚至穿孔均可发生。保守治疗无效时，需外科治疗。d. 泌尿系统并发症，以放射性膀胱炎最为常见。其主要表现为血尿，轻度可为偶发性血尿，不经特殊处理可自愈；较严重者则反复发作，呈顽固性，有的伴尿急、尿频、尿痛，膀胱黏膜可有溃疡、坏死、黏膜出血，若处理不好，可进而发展为膀胱阴道瘘。e. 盆腔放疗纤维化致输尿管狭窄、梗阻引起肾盂积水，肾功能不良。f. 放疗后所造成的纤维化，血管及淋巴管的闭塞，可致循环障碍，导致水肿，以下肢常见。上述严重的并发症，影响了病人的生存质量，甚至会导致病人死亡。但随着放射源的改进，放疗定位装置的精确度提高，上述放疗反应已明显减轻，并发症也更少见。

女性妊娠期发现宫颈癌怎么办

妊娠期合并宫颈癌与非妊娠期宫颈癌一样，需要早期诊断，早期治疗。处理妊娠合并宫颈癌时，首先要考虑到孕妇的疾病和生命，其次再是胎儿的存活。妊娠期宫颈刮片细胞学检查为大于等于Ⅲ级涂片时，先做宫颈活检，在排除浸润癌，而病人有迫切希望有存活婴儿时，可定期随访，每4~6周做一次宫颈防癌涂片，或阴道镜检查，以便及早发现癌肿是否在扩展，若无扩展，可等待足月时剖宫产结束分娩。产后必须再做宫颈多点活检或锥切，若病理证实仍为原位癌时，应按原位癌处理，不需进行广泛根治术。妊娠期确诊为宫颈浸润癌，原则上应立即终止妊娠，根据病理类型，临床期别和妊娠月份给予相应治疗。Ⅰa 期合并各期妊娠时，可直接或在剖宫取胎儿后再进行扩大子宫全切除术。Ⅰb、Ⅱa 期合并早孕者，可做子宫根治术及盆腔淋巴结清扫术，或先进行体外照射，待胎儿自然流产后，再进行腔内照射。Ⅰb、Ⅱa 期合并中晚期妊娠者，可同时进行剖宫取胎及子宫根治术，或剖宫取胎后进行体外及腔内放疗。大于等于Ⅱb 期合并妊娠早期时，可先进行体外照射，待胎儿自然流产后再经腔内放疗，应注意感染问题。宫颈癌病人阴道内经常带有各种致病菌，在分娩过程中感染，癌肿更易扩散；如无感染者，晚期宫颈癌可在产后2周开始放射治疗；如为早期宫颈癌也可进行根治术。

女性妊娠期发现宫颈癌还能继续妊娠吗

确诊为宫颈原位癌者处理按妊娠期限及病人对生育的

要求而定。病人年轻要求生育,可继续妊娠并严密随访,至妊娠足月时进行剖宫产结束分娩,产后随访 6 周,确诊仍为原位癌者,按原位癌处理。不希望生育的早期妊娠病人可先进行流产,半月后作宫颈细胞学检查及阴道镜指引下宫颈活检,确诊为原位癌,病人进行全子宫切除或次广泛全子宫切除术,可保留正常的卵巢。孕中晚期确诊为宫颈原位癌者,先进行剖宫取胎,继之进行全子宫切除术或次广泛全子宫切除术。妊娠早中期诊断的宫颈癌,常采取及时治疗母体癌肿而牺牲胎儿的治疗方案,妊娠 24 周后诊断者可酌情延缓治疗,待胎儿有存活力时进行剖宫产(多在孕 32~34 周),产后再治疗。对珍贵胎儿,坚持要求继续妊娠者是否可延缓治疗尚有争议。是否可延缓治疗需考虑以下因素:a. 孕母对妊娠的决定。b. 疾病期别。c. 病灶大小。d. 等待胎儿成熟所需周数。此外还有如病理组织类型、分化程度、浸润深度及肿瘤生长类型(外生型/内生型)。一般推荐孕 20 周以后诊断的 Ⅰa 期宫颈癌,或 Ⅰb 期小病灶病人,若坚决要求继续妊娠者,酌情可考虑延缓至胎儿成熟后治疗。至于分娩方式,由于胎儿通过宫颈会加速癌肿扩散及引起出血和感染,因此应避免阴道分娩。

宫颈癌对胎儿会有影响吗

早期宫颈癌不致影响妊娠,中晚期宫颈癌病人,因其阴道酸碱度发生改变或因继发感染,大量阴道排液不利于妊娠。当宫颈癌合并妊娠时,胎儿和母亲的危险性均增加。晚期宫颈癌由于病灶浸润宫旁组织、主韧带等,可影响胚胎的生长发育,从而导致流产或早产。晚期宫颈癌病灶广泛浸润,由于子宫下段及宫颈癌灶浸润不易扩张而无法从阴道分娩。为了孕母的健康，常需根据孕周的大小而决定保留或放弃胎儿。妊娠早中期合并宫颈癌时，有时需要先给病人部分放射治疗以控制病情，放射治疗可引起胎儿死亡、流产或缺陷。放射治疗对胎儿的影响与病人接受放射治疗时的妊娠期限及所接受的放射剂量有关。妊娠早期进行放射治疗可致胎儿死亡、流产，妊娠中期以后放射治疗，胎儿或许幸免死亡，但脑、肝、脾等重要器官的发育将受影响。妊娠晚期发现的宫颈癌虽可等待至胎儿有存活力时剖宫产，但出生的新生儿常为早产，病死率较高。故妊娠期患宫颈癌，围产儿病死率较一般孕产妇明显升高。

患了宫颈癌能治愈吗

对于威胁生命和神秘莫测的癌症，一般都留有余地，不敢讲治愈，只讲 5 年存活率。宫颈癌的预后与临床分期、有无淋巴结转移、癌肿病理类型及治疗方法有关。临床分期的依据主要是临床医生妇科检查时看到的子宫颈病变表现，双手所查到的病变扩展和转移范围，子宫颈病灶活组织检查的病理诊断及全身检查结果。体检凭经验的诊断，肯定不如剖腹直视下准确；一点点组织的病理检查，肯定不如整个子宫标本的病理检验结果可靠。因此临床分期往往与手术探查后和手术后标本检查的病理分期不符，通常临床分期较病理分期低。但由于放射治疗病人往往先于剖腹探查，故只能以临床分期作为估计预后及比较疗效的标准。0 期 ~ Ⅰa 期手术或放疗 5 年存活率为 98%~100%；Ⅰb 期为 80%~90%，Ⅱa 期为 70%左右。宫颈浸润癌采用放射治疗 5 年存活率 Ⅱ 期为 82.7%，Ⅲ 期为 26.6%。淋巴转移的发生率与临床期别直接相关，临床分期相同，有盆腔淋巴结转移的预后要比无淋巴转移者差得多。宫颈癌以鳞状上皮细胞癌为主，占 90%~95%，腺癌仅为 5%~10%。腺癌对放射治疗不敏感而淋巴转移率高，所以预后比鳞状细胞癌差。癌细胞的分化程度与预后有关，分化较好，预后也较好。若腺癌与鳞癌并存（称为宫颈腺鳞癌），这种混合癌恶性程度高，转移早，预后不佳。治疗方法也影响预后，治疗方法的选择、技术水平的高低、经验和设备条件等都会影响预后。严格掌握手术、放射及手术与放射综合治疗的适应证与禁忌证；手术彻底，真正达到根治要求；放射治疗方案与方法正确；辅助措施及时、得当，包括纠正贫血、预防和纠正营养缺乏、防治感染和并发症等，都是决定预后的因素。总之，宫颈癌 0 期、Ⅰa 期可治愈：Ⅰb 期大部分可治愈；Ⅱa 期及其以上的各期只能讲存活多少年，如 5 年、10 年等。

女性应怎样预防宫颈癌

通过对宫颈癌的流行因素进行深入研究后，发现宫颈癌的发生与早婚早育、多产、性混乱、宫颈糜烂、经期不卫生以及单纯疱疹病毒 2 型（HSV -2）和人乳头瘤病毒（HPV）感染有关。针对这些病因可采取如下措施：a. 加强卫生教育：加强青春期教育，婚前教育及性卫生教育，提倡晚婚晚育，推行计划生育。b. 积极治疗宫颈糜烂：宫颈中、重度糜烂，宫颈息肉，宫颈湿疣，宫颈白斑等疾患与癌前病变和癌有密切的内在联系。积极治疗宫颈炎、宫颈糜烂，是预防宫颈癌的重要措施。治疗方法有局部用药、电灼、冷冻、激光和锥切等多种。c. 积极治疗生殖道病毒感染及尖锐湿疣：人乳头瘤病毒感染是一种性传播疾病，常见病变为尖锐湿疣，其感染的亚临床型与宫颈上皮内瘤样变（CIN）是同一疾病的连续发展过程，因此积极治疗人乳头瘤病毒感染可使宫颈上皮内瘤变得到控制。d. 使用避孕套：长期使用屏障避孕法，如子宫帽、避孕套，对其有保护作用，能减少接触感染的机会；此外，子宫帽内加用抗病毒作用的精子杀灭剂时，保护作用更为显著。e. 预防性子宫切除术：为预防发生子宫颈残端癌，目前临床医师对子宫良性肿瘤、恶性肿瘤及40岁以上顽固不愈的功能性子宫出血等一般都做子宫切除术。对于子宫内膜异位症，盆腔粘连严重，手术操作困难，以及有全身性疾病需缩短手术时间，或某些急诊手术时也可做部分子宫切除术，保留宫颈。对这类病人必须定期普查，以防残端癌发生。如宫颈有异常，证实确无癌变，因粘连严重，仅能做子宫次全切除时，可将宫颈口的鳞柱交界区域锥形切除，这样既有助于防癌，又不破坏性生活的快感。

子宫体部肿瘤的治疗

女性患了子宫肌瘤怎么办

子宫肌瘤是女性生殖器官中最常见的良性肿瘤，其发生率非常高，其中40~50岁妇女占51.2%~60%。子宫肌瘤是性激素依赖性肿瘤，在绝经后随着体内雌激素的降低，肌瘤将自然萎缩变小，少数甚至消失。如果患了子宫肌瘤，子宫小于10周妊娠大小，可定期随访观察；无症状的子宫肌瘤，尤其近绝经期的妇女可以期待绝经后肌瘤自然萎缩，每3~6个月复查一次。随访期间注意有无症状出现，子宫是否增大，需做妇科检查，必要时做B超检查。需注意的是，子宫肌瘤妇女绝经年龄往往推迟到50岁后，而绝经年龄又无从推测，因此，在这期间如出现月经过多，压迫症状或肌瘤增大，尤其速度较快者，应随时改用手术治疗。如果年龄小于等于40岁，可进行子宫肌瘤切除术，而保留生育功能；如子宫大于等于12周，无生育要求，月经过多伴贫血，肌瘤生长快，有膀胱或直肠压迫症状，保守治疗失败或肌瘤切除术后复发，可进行全子宫切除或次全子宫切除。

用药物能治疗子宫肌瘤吗

子宫肌瘤的特点是性激素依赖性肿瘤，多见于中年妇女。在绝经后随着体内雌激素的降低，肿瘤将自然萎缩变小，少数甚至消失。其恶变率低，生长缓慢，无症状的肌瘤不影响月经、生育与健康。由于是性激素依赖性肿瘤，临床采用激素药物治疗，历时已近半个世纪，曾试用过多种药物，但根治肌瘤的药物仍处于探索阶段，近期陆续问世的新药，临床应用可收到明显缩小肌瘤的效果，颇受重视。

① 黄体生成激素释放激素激动剂（LHRHa），又称促性腺激素激动剂（GnRHa）。治疗子宫肌瘤是通过连续给促性腺激素激动剂使雌二醇抑制到绝经水平，造成假绝经状态或称药物性卵巢切除，借此抑制肌瘤生长并使其缩小。但由于会造成围绝经综合征，引起骨质疏松，必须由有经验的医生指导下使用。

② 三烯高诺酮（商品名：内美通），它具有抗孕激素、抗雌激素及中度抗促性腺激素及轻度雄激素作用。服用后病人血中黄体生成激素、促卵泡激素、雌激素、孕激素均降低，对性激素依赖性疾病，如子宫肌瘤治疗有效。

③ 米非司酮，即 RU486，是 20 世纪 80 年代研究成功的抗孕激素药物。体外培养的初步结果提示，米非司酮可能有直接抑制平滑肌瘤及子宫肌层细胞生长的作用。米非司酮使肌瘤缩小的作用机制还不十分清楚，但作为子宫肌瘤的药物治疗颇有前景。按目前研究认为，在子宫肌瘤应用上述药物治疗时只适合于手术前用药以缩小瘤体或在围绝经期服用，以提前闭经。

患了子宫肌瘤一定要进行手术治疗吗

患了子宫肌瘤不一定都需要做手术，要根据病人的年龄、症状的轻重，肌瘤的大小、数目、部位以及是否要保留生育功能等情况来决定。如果肌瘤较大充塞盆腔，子宫达妊娠3个月大小，或者临床症状明显，月经过多以致贫血者，而药物又不能控制，病人对生育没有什么要求，距离断经还有很多年，这种情况往往需要考虑手术治疗。假如子宫肌瘤小、又无症状，一般不需要进行手术治疗。特别是近绝经期年龄的病人，因绝经后雌激素水平低落，肌瘤会自然萎缩或消失，可以每3~6个月定期复查一次。如果发现肌瘤增大或症状明显时，再进行手术或服药物治疗。

患了子宫肌瘤一定要切除子宫吗

子宫肌瘤的特点是性激素依赖性肿瘤，多见于中年妇女，在绝经后随着体内雌激素的降低，肌瘤将自然萎缩、变小，少数甚至消失。子宫肌瘤恶变率低、生长缓慢。无症状的小肌瘤可采取定期随访观察，以期绝经后肌瘤自然消退。对未婚或已婚未育者，力争保有生育功能，手术以做子宫肌瘤切除为宜。

子宫肌瘤的手术范围包括肌瘤切除、全子宫切除、次全子宫切除，手术途径可经腹、经阴道及宫腔镜或腹腔镜下进行手术。

对于小于等于40岁，有生育要求或病人虽无生育要求，但不愿切除子宫而要求保留子宫者，手术前对肌瘤的部位、大小、数目需作充分了解。可选择经腹子宫肌瘤切除术，或腹腔镜下进行子宫浆膜下肌瘤切除术或子宫肌壁间肌瘤切除术。如果是黏膜下肌瘤、带蒂黏膜下肌瘤蒂根位置低，瘤蒂可在颈管内触及者，适于采用经阴道肌瘤切除术，摘除肌瘤后即可解决由肌瘤产生的症状，不需做子宫切除。对于瘤蒂位于宫腔内，未脱出阴道者，可通过宫腔镜切除黏膜下肌瘤，甚至肌壁间肌瘤及宫颈肌瘤，从而保留子宫。目前，还有一种方法可通过子宫动脉栓塞，使瘤体缩小、萎缩，不必做全子宫切除。

手术治疗子宫肌瘤有哪些方式

子宫肌瘤治疗方案的制订需根据病人的年龄、婚姻、生育状况，肌瘤的部位、大小、数目、有无症状及其轻重以及病人的周身情况等全面考虑，使治疗个别化，更有针对性，既要达到解除病人的疼痛，又能提高生活质量的目的。手术治疗是目前子宫肌瘤的主要治疗手段，手术有不同范围，包括肌瘤切除术、子宫全切除、子宫次全切除，保留双侧或单侧卵巢或切除双侧卵巢。a. 肌瘤切除术包括经腹部肌瘤切除术、经阴道肌瘤切除术、腹腔镜下肌瘤切除术、宫腔镜下肌瘤切除术等。b. 子宫全切除术包括经腹部子宫全切除术、经阴道子宫全切除术、腹腔镜下子宫全切除术。c. 次全子宫切除术包括腹部次全子宫切除术、腹腔镜下次全子宫切除术等。

女性切除子宫会影响性功能吗

有些人认为，子宫是产生性感和保持女性特征的重要器官，切除子宫会降低女性吸引力，减弱或丧失性欲，影响性生活的质量，甚至不能性交，以致影响夫妻关系。这些都是缺乏医学常识所造成的错误看法。

子宫是一空腔器官，它的功能是从青春期到更年期子宫内膜受卵巢激素的影响有周期性的改变而产生月经;子宫也是为精子到达输卵管与卵子结合的通道;子宫主要是孕育胎儿的场所,分娩时子宫产生节律性收缩形成一股力量,使胎儿及其附属物娩出。

卵巢才是女性的性腺器官,它分泌女性激素,主宰了女子的特有性征,它的兴衰有无直接影响妇女内分泌的变化。

切除子宫后,女性特征以及性功能都不会受到影响。所改变的只是不再有月经来潮,不能再孕育胎儿,丧失生殖能力。

子宫肌瘤手术时需要切除卵巢吗

子宫肌瘤好发于中年妇女,41～50 岁为最多,病人已接近或已到更年期,但未绝经,子宫切除的同时是否要切除双侧卵巢;若需保留卵巢,是保留一侧还是保留双侧?如何使保留下来的卵巢维持正常功能?是大家非常关心的。过去主张切除子宫的同时一并将双侧卵巢切除的主要原因是为了预防卵巢癌,故又称为“预防性卵巢切除”。但据研究统计,年龄大于等于 40 岁,子宫切除保留卵巢的病人,卵巢癌的发病率为 0.077%,低于一般人群中同年龄妇女卵巢癌 0.09%的发病率。表明子宫切除保留卵巢的病人,日后发生卵巢癌的风险不比一般人群高,相反切除双侧卵巢所产生的危害却是明显的。随着体内雌激素的降低,生殖系统、心血管系统及骨骼系统发生一系列改变,出现绝经期综合征、骨质疏松、促成或加重心血管疾病,严重威胁妇女的健康与生活质量,甚至缩短生命。因此,手术时如果双侧卵巢均正常,应尽量予以保留,尤其对年轻妇女,而且保留双侧卵巢的功能更为妥当。

手术治疗子宫肌瘤一定要剖腹吗

子宫肌瘤的手术治疗，传统方式大多为经腹做子宫肌瘤切除术或全子宫切除或次全子宫切除术。这些术式的最大缺点是腹部创伤大，对腹腔干扰多，手术后恢复相对较慢。近10年来，随着微创外科的发展，子宫肌瘤在腹腔镜或宫腔镜下进行手术治疗成了现实，目前已成为治疗这一疾病的主要方式之一。

① 腹腔镜下手术适应证：一般来说，无论浆膜下肌瘤或子宫肌壁间肌瘤，均可在腹腔镜下剜出肌瘤，也可在镜下做子宫切除。手术方式包括子宫浆膜下肌瘤切除术、子宫肌壁间肌瘤切除术、子宫切除术。子宫切除又有3种方法：a. 腹腔镜下协助经阴道子宫切除术(LAVH)。b. 典型筋膜内子宫切除术(CISH)。c. 腹腔镜协助下阴道式筋膜内子宫切除术。

② 宫腔镜下手术治疗适应证：宫腔镜下子宫肌瘤切除术适应于子宫黏膜下肌瘤和子宫肌壁间肌瘤有部分突向宫颈者，以及宫颈肌瘤。手术方式有黏膜下肌瘤切除术、肌壁间肌瘤切除术、子宫颈肌瘤切除术。

③ 经阴道切除子宫肌瘤。

患了子宫体癌有哪些治疗方法

子宫体癌大多能早期发现，早期治疗，疗效较满意。该病的治疗以手术治疗为首选，对于Ⅰ期病人，有90%的病人可以通过手术治愈。手术范围一般包括全子宫双附件切除及腹膜后淋巴结清扫。对于Ⅱ期的病人，需做广泛全子宫切除，创伤较大，疗效也明显下降，5年存活的机会仅50%。

若手术发现肿瘤已经超过Ⅰ期，单做手术治疗复发机会较高，需做辅助性的放疗，也就是通常所说的“照光”。放射线可以破坏细胞的DNA结构，使细胞死亡，特别对分裂增殖快的细胞有效，如肿瘤细胞。放射治疗根据放射源所置部位不同，分为外照射和腔内照射。手术后一般进行外照射，对无法进行手术切除者，需做内、外照射。

子宫体癌还可以进行化疗，但是目前化疗的效果有限，只能作为手术后的辅助治疗或晚期病人综合治疗的一部分。常用的药物有阿霉素、顺铂、氟尿嘧啶、环磷酰胺、丝裂霉素等。另外，还可以使用孕激素治疗。子宫内膜细胞受雌激素和孕激素两种激素的调控，在雌激素作用下，内膜细胞增生、分化；而孕激素可以抑制这种作用。激素通过与细胞内的受体结合起作用，内膜癌细胞中也有这类受体，因此应用孕激素可以抑制内膜癌的生长。常用的药物有己酸孕酮、醋酸甲地孕酮（美可治）等。

手术治疗子宫体癌有危险性吗

前已述及，手术治疗是子宫体癌的首选治疗手段，大部分病人通过手术治疗可以治愈。但是患该病的大多数是老年人，有的甚至已是70~80岁的高龄病人，她们能过得了手术关吗？

首先，要了解手术对人体的影响。病人在手术以前，其生理与心理发生很大的变化，表现为恐惧、失眠、血压升高等。如果病人有心脏病、高血压、甲状腺功能亢进等疾病，可以使病人的原有疾病加重，而这些疾病如果在手术前没有得到控制，则手术时易出现并发症。手术中病人要经受麻醉和手术中出血两大关键难题。麻醉药物可以抑制人体的呼吸功能，还可减少血管的张力，使血压下降。因此，准备手术的病人必须要有足够的心肺功能储备，还需要有正常的代谢、排泄功能，以排出麻醉药物，防止其在体内蓄积，造成中毒。其次，手术对人体的影响是多方面的，除了以上所说，对人体各个器官的功能都有影响，能否做手术需要作综合判断。年龄是一个重要的参考指标，但不是决定指标。通常在手术前需要进行心、肺功能、心电图、肝、肾功能检查，及血、尿、大便常规检查，还需做有关的专科检查，根据检查结果再决定是否可以进行手术。手术中还要进行连续的心电图、血压、呼吸的监测。通过术前的严格筛选，术中的严密监视，一般而言手术是安全的。当然，任何手术仍有一定风险，如发生心肌梗死、脑卒中（中风）等。然而恶性肿瘤必须进行手术，不治疗是无法自愈的，冒点风险也是值得的。

女性应怎样预防子宫体癌

目前已经公认，雌激素对子宫内膜的过度刺激可以引起子宫体癌。肥胖、不孕、晚绝经、糖尿病、高血压等症，不恰当应用雌激素的病人，其体内的雌激素过高，或持续存在，是宫体癌的高危因素。

对于存在以上情况的病人，应及时找专科医生检查，纠正这些异常状态，以减少患该病的危险。子宫内膜发生癌变之前，有一个癌前病变的过程，叫作子宫内膜增生过长，它分为单纯型、复杂型、不典型增生过长。这是一个连续的过程，不典型增生过长如不治疗将会有1/3的病人发展为子宫体癌。因此，应积极治疗子宫内膜增生过长。对于单纯型与复杂型子宫内膜增生过长，可以用孕激素治疗，同时应积极进行病因治疗，如减肥，促排卵。对于不典型子宫内膜增生过长，需进行手术治疗。除非病人年轻又未生育，才可试用大剂量孕激素治疗。但是，应密切随访，一旦无效还需手术治疗。

子宫内膜增生过长与子宫体癌都会引起子宫异常出血，表现为月经混乱或绝经后阴道流血。如果出现这些情况，应及时去医院检查。通常需做诊断性刮宫术或宫腔镜检查，这些检查可以发现子宫内膜是否发生病变。切勿在诊断未明确之前乱用药，尤其是雌激素类药物。

值得引起重视的是，雌激素替代治疗正越来越被普遍采用，但是如果没有与孕激素配合使用，会诱发子宫体癌。因此，绝对不能滥用。只要做到以上几点，子宫体癌是可以减少或被早期发现的。

哪些因素会影响子宫体癌的预后

影响子宫体癌预后（即存活率）的主要因素是肿瘤期别。对于Ⅰ期的病人，即肿瘤仅局限于子宫体，经规范治疗后，其5年存活率可达到90%以上，也就是说大部分病人可以治愈。一旦到了Ⅱ期，即肿瘤已经侵犯到子宫颈，存活率仅为50%左右。

除了期别，其他一些因素也影响子宫体癌的预后，如肿瘤的组织类型、分化程度、血管或淋巴管内是否有瘤栓、病人的年龄等。在各种组织类型中，腺癌和腺棘癌预后最好，5 年存活率可达到 70％以上；肿瘤的分化越差，则肿瘤的恶性程度越高，预后越差；有时肿瘤虽然仅局限于子宫体，期别较早，但是肿瘤组织的血管或淋巴样间隙中有癌细胞组成的栓子，预后较差，这时肿瘤很可能已经通过血管或淋巴管转移到其他部位的微兆。年龄大的病人预后比年轻病人差，这与年龄大的病人患的肿瘤往往分化差、对治疗的耐受性差有关。绝经前的病人，特别是年轻的病人所患子宫体癌多为高分化的，发现时的期别也早，故治疗效果也好。

总之，子宫体癌的预后与肿瘤波及的范围及品性有关。如果肿瘤局限于子宫体，经手术治疗一般预后较好。

患了子宫体癌后可以吃鸡蛋吗

许多病人得了恶性肿瘤后开始“严格”限制饮食，即食谱有“忌口”。其实，有些病人自己并不真的愿意“忌口”，而是生病后已是身不由己，家人、亲戚、朋友劝你什么食品可以吃，什么又不能吃，只好从命了。

那么，患了子宫体癌后(或其他恶性肿瘤后)真的需要“忌口”吗？根据传统的观点，有些食品吃了以后会“发”，特别是海产品，如海虾、海鱼、鸡、鸡蛋等，这些都是高蛋白食品，如果煮得不够熟，确会引起“发”，如腹泻、呕吐、皮疹等。其实这是由于食物蛋白在胃肠道未经过彻底消化、酶解，部分蛋白大分子引起机体的过敏反应所致。这种“发”与肿瘤的发生发展没有什么联系。

子宫体癌病人以老年人居多，选择手术治疗的病人特别需要补充高蛋白的食物。由于鸡蛋清中的氨基酸比例与人体蛋白质中的氨基酸比例非常相似，而且易被人体吸收，因此，医生大多要求病人多吃鸡蛋、牛奶、鱼虾等高蛋白食品。这样有利于病人的伤口愈合，减少并发症。如果真要忌口的话，应尽量少吃或不吃腌制、烧烤或已变质的食物，因为这些食品中含致癌物质；同时，应注意饮食平衡，少吃高热量食品。

子宫体癌治疗结束后还应注意些什么

子宫体癌病人经住院治疗后出院时，常会问医生：出院后应注意些什么？

首先，要按照医生要求定期检查，该病治疗结束后仍有30%的病人会复发。复发的部位首先是阴道残端、盆腔，还可以有远处转移，包括肺、骨等。定期做阴道检查、涂片、B超及肺部X射线等检查，可以尽早发现复发与转移，争取做补救治疗。一般要求手术后每月检查一次，第二年每2~3个月检查一次，以后根据医生的要求可以延长随访的间隙时间。同时，病人自己应注意是否有阴道流血、咳嗽、咳血、骨痛、神经痛等不适。一旦出现应尽快去检查，切莫延误。

其次，对于做过放射治疗的病人，由于放射线的远期作用，阴道内会在较长时间内有分泌物流出，应每天要进行阴道冲洗，并坚持1~2年，以减少阴道的发炎与狭窄。

另外，应合理饮食。子宫体癌病人多有肥胖，在脂肪组织细胞内存在一种能将雄激素转化为雌激素的芳香化酶，使体内雌激素增多，雌激素可以刺激内膜癌的生长。肥胖病人应减少热量的摄入，并增加运动，消除多余脂肪，以纠正体内的高雌激素水平。

最后，关于性生活问题，也是大家所关心的。很多病人担心性行为会促进肿瘤复发，因此患病后不再有性生活，这是没有根据的。从医学角度来讲，只要阴道内的伤口完全愈合，就可以恢复性生活，即使做过放射治疗的病人，也应恢复性生活，否则，阴道可能会发生狭窄、闭锁。

子宫体癌放射治疗会有哪些不良反应

子宫体癌放射治疗的不良反应主要是肠道、泌尿道和阴道的放射性炎症。病人可表现为一般的放射反应，如乏力、食欲不振、肠鸣、尿频，部分病人可出现大便次数增多，一般对症治疗即可缓解。少数病人有明显的肛门下坠感、黏液血便、尿频、尿急、尿痛、白细胞及血小板下降。出现这些情况后，可暂停放疗及消炎，进行解痉及提高血象的处理，待好转后再进行放射治疗。

对于单进行外照射的病人（主要用于手术后的辅助性放射治疗），大部分出现这些反应，待放疗结束后，会逐渐好转。如果进行内照射加外照射，除了上述不良反应外，还有远期并发症，这类反应往往在放疗结束半年后渐渐出现，并会继续发展数年后才趋于稳定。肠道并发症可表现为放射性直肠炎、乙状结肠炎、直肠阴道瘘、肠粘连、肠梗阻、肠穿孔等，轻者表现为大便出血，次数增多；重者可出现严重的肠腔狭窄或穿孔，窦道形成。泌尿道并发症以放射性膀胱炎最常见，表现为反复血尿、尿频、尿急，重者可出现尿漏，这些并发症在过去较多见。由于放疗技术的改进，目前已经很少见。阴道的放射性炎症表现为阴道黏膜充血,阴道萎缩、狭窄。

子宫体癌放射治疗一般仅做手术后的辅助性治疗,以外照射为多。放疗反应也较轻,经对症处理后即可恢复,病人不必有太多顾虑。

患了子宫肉瘤怎么办

子宫肉瘤是一种恶性程度较高的肿瘤。由于易发生淋巴和血道转移,故预后较差,应争取早治疗。手术治疗是子宫肉瘤的主要治疗方法。手术范围包括全子宫及双附件切除,还要进行腹膜后淋巴结清扫术。对于肿瘤已侵犯到子宫颈,应做广泛全子宫切除,即切除包括子宫、附件,及与之相连的组织3厘米以上。放射治疗也是常用的治疗手段,但是只能作为手术后的辅助治疗或对复发、转移的姑息治疗。对于手术后可能存在的残余瘤,放疗可以控制或延缓其复发。但是放射治疗也只是一种针对局部的治疗方法。

对于Ⅰ期以上的子宫肉瘤或已有盆腔外转移者,需进行化疗。肉瘤对化疗的敏感性并不理想,一般为20%~50%。不同类型的肉瘤敏感性不一样,其中平滑肌肉瘤效果最好。另外,对于子宫内膜间质肉瘤可以使用大剂量孕激素治疗,这种肿瘤的细胞中存在孕激素的受体,孕激素与之结合后会抑制其增殖。

该病总的疗效较差,易复发、转移。只有早期发现、早期治疗才能提高生存。对于子宫肌瘤病人,近期肌瘤突然增大,或伴阴道排液、发热、腹痛者,需怀疑恶变应及时去医院就诊,争取早诊断,早治疗。

卵巢及输卵管肿瘤的治疗

卵巢恶性肿瘤的手术范围应怎样选择

卵巢癌极易发生早期播散，引起盆腹腔内脏器广泛受累，而子宫及对侧卵巢因是卵巢最邻近最密切相关的器官，加上它们又有互相连通的血管及淋巴管，因此常常会伴有子宫及对侧卵巢受侵；有的类型更是子宫及卵巢同时存在癌症，即所谓的双癌并发。另外，还有一个现象，上皮性卵巢癌尤其是浆液性癌有高达60%的双侧性，有时对侧卵巢外观似乎正常，但是切除后显微镜下却证实已有癌灶，更何况有一部分病人癌肿已将子宫及两个卵巢转移粘连成一个团块，根本无法分开。所以，对于卵巢癌而言，手术应该包括全子宫、两侧附件、大网膜、各转移灶及腹膜后淋巴结清扫，尽可能达到手术后肉眼无残留，以提高疗效。只有在下述情况下对某些特定的卵巢癌可以保留生育功能：来源于生殖细胞的恶性肿瘤，如内胚窦瘤、无性细胞瘤等。这一类型的肿瘤很少累及子宫，且双侧性的机会不到5%（无性细胞瘤除外），再采取联合化疗，有可能使病人得到治愈的希望。正如前面所述，这类病人都很年轻，大多在20岁以下，能否保留生育功能对她们而言十分重要。因此要在有经验的医生参与下，对肿瘤作尽可能彻底的切除，包括卵巢原发肿瘤、大网膜及盆腔内种植瘤切除，也可包括切除腹膜后淋巴结，保留子宫及对侧卵巢。但是，这些病人手术后必须进行足量化疗及定期随访。一旦出现复发，如分布广泛、体积偏大仍需进行手术切除。

卵巢恶性肿瘤采用哪些方法治疗为好

一般情况下，若腹腔的恶性肿瘤，如来自胃肠道、胰腺、肝胆的肿瘤；妇科肿瘤，如宫颈癌等，发生广泛转移、种植，就已失去了手术机会。但是卵巢癌是例外，这类病人即便已经有了盆腹腔的广泛种植和转移，甚至形成大量腹水，多数病人的转移灶还是表浅的。医生应该尽可能为病人进行手术，包括切除卵巢的原发病灶，从各脏器表面把种植的肿瘤结节逐步仔细地给予剥离切除，把大网膜完全切除；若病灶浸润肠管及膀胱较深，需同时切除部分肠管及膀胱。总之力求使残留的肿瘤尽可能减少，以便通过手术后化疗将这些残留灶消灭。尽管这样，毕竟有不少病人经过手术后还会有大量的肿瘤残留下来，成为今后复发的基础。国内外不少学者提出，对那些估计切除不了的肿瘤可先做化疗，待其缩小松动后再做手术，这样可大大提高切净率。对卵巢恶性肿瘤的治疗原则为：

① 尽可能给病人手术机会：手术范围要彻底，包括全子宫＋附件＋大网膜＋种植灶＋腹膜后淋巴结。

② 手术后给予系统足量的化疗疗程，至少6次。

③ 对估计无法切除干净的卵巢癌，可先给1～2个疗程，化疗后再做上述1、2项治疗。对生殖细胞来源的肿瘤治疗方法可参照1、2项。

怎样才能提高卵巢恶性肿瘤的治疗效果

卵巢恶性肿瘤大部分病人未能得到早期发现及早期诊断，发现时往往已出现腹水或全腹腔内广泛种植，因此治疗不能十分彻底，常常会残留癌细胞组织，构成以后复发的基础。而肿瘤一旦复发就十分棘手，是治疗失败的重要原因，也是几十年来一直潜心研究卵巢癌的诊治而其 5 年生存率仍停留在 30％左右的原因。以下几个环节是争取治好病人的关键：

① 广泛普及防癌治癌知识，使大多数人群知道如何保护自己的健康。早期发现妇科肿瘤的一个较好方法是定期做体格检查，一旦发现盆腔内存在肿块，必须搞清楚会不会是卵巢肿瘤，从而达到早期诊断的目的。手术治疗对早期卵巢癌是十分有效的，Ⅰ期卵巢癌的 5 年生存率一般可达到 85％左右。

② 必须在有经验医生的指导下进行正确规范地分期，决定治疗方案，做到因人而异。

③ 手术范围必须规范化，把应该切除的部分尽可能仔细耐心地切除，为提高化疗效果创造条件。

④ 保证足量、系统的化疗。

⑤ 在全部治疗结束后的康复阶段，必须很好地进行随访，做好肿瘤标志物测定，并进行适当的体育锻炼，参加群体抗癌活动，以提高战胜疾病的信念，加强机体免疫能力。

卵巢恶性肿瘤手术后能使用激素替代疗法吗

近 20 年来，对于围绝经期妇女或生育期年龄妇女，由于手术、放疗突然丧失卵巢内分泌功能者，采用激素替代治疗（HRT），或叫雌激素替代（ERT）已经非常普遍。一般对前者用激素替代，对后者用雌激素替代。但对于卵巢癌病人因经过手术、化疗而丧失了卵巢功能者，是否也能用雌激素替代呢？过去，医生采取十分谨慎的态度，特别是一些病人还存在复发、转移的可能。因此，大多数情况下不赞成雌激素替代。随着医学发展，卵巢癌的生存期限有所延长。于是，是否使用激素替代，以提高治疗后的生活质量，改善绝经期症状，成为讨论的热点。

近年来的研究表明，采用雌激素替代可以保护卵巢不发生癌变，对已患卵巢癌的病人，1991 年，Eeles 通过问卷了解到 373 例已做双侧卵巢切除的病人，有 78 人手术后接受雌激素替代，显示无瘤期长短与未用组相同，而其生存率则有所延长。表明手术后用雌激素替代对卵巢癌是无禁忌的。使用建议：

① 经过规范化治疗的病人可以考虑采用雌激素替代。

② 使用雌激素替代必须个体化，不能说行就都行，说不行就都不行。必须先认真仔细检查，以了解有无家族肿瘤史，目前病情是否稳定，是否处在明显低雌激素状态。

③ 与家属说明利弊，征得病人及家属同意，在医生严格指导及随访下用药。

患了输卵管癌应怎样治疗

输卵管癌与卵巢癌在病理形态和生物学特点上极为相似，病变的发展主要是在腹腔内播散和腹膜后淋巴结转移，故治疗的方法与疗效也与卵巢癌相似。

手术与化疗是基本的治疗手段。确诊为输卵管癌后，应根据肿瘤进展程度决定是否先进行手术。原则是只要手术后体内残留肿瘤直径小于 2 厘米，就可以进行手术。手术应由有经验的医生进行，方法为肿瘤细胞灭减术，即尽可能切除肿瘤组织，包括子宫、双侧附件、大网膜、腹膜后淋巴结及各处有肿瘤侵犯的组织，必要时可切除部分肠曲或膀胱。总之，是尽可能切除肿瘤，减少残留，为进一步治疗打好基础。

手术治疗后一般还需进行 6～8 个疗程的化疗。如果肿瘤无法手术，也可先进行化疗，化疗途径可采用经静脉、腹腔及动脉。由于该病有腹腔内播散的特点，腹腔化疗越来越被广泛采用，并已取得很好的疗效。对于肿瘤已像树根一样牢牢浸润盆腔或已有肝内转移，可采用动脉介入化疗，即在 X 线指导下，通过导管将药物直接注射到肿瘤所在器官的动脉中，可以有效地使肿瘤消退。静脉化疗使药物全身分布，是最常用的化疗方法。在实际工作中，这几种方法常联合应用。

另外，还可以采用放射治疗，作为手术后的辅助治疗或作为化疗后盆腔复发的姑息性治疗措施。此外，尚有免疫疗法，但是这些疗法的效果尚不满意。

怎样治疗葡萄胎

葡萄胎的治疗，大体上分两个步骤。第一步是确诊后的处理，一般需住院。在确诊为葡萄胎后，必须进行吸宫术，清除病灶，以防病灶进一步发展，同时可以很快缓解病人的症状。在吸宫术前应准备一定数量的血液，以防手术中发生大出血；在吸宫的同时给予静滴催产素可减少出血，但一定要在宫颈扩张以后，否则当子宫收缩时，由于宫腔内张力增高，葡萄胎组织易被挤入宫壁血管内，并逐渐游走至肺，造成肺栓塞。第一次吸宫应适度，因怀着葡萄胎的子宫通常变得较怀孕相同月份的子宫大且软，过度的搔刮易导致子宫穿孔。第一次吸宫并不强调吸净，可在3～5天后进行第二次刮宫，这次尽量刮净。对于年龄较大又无生育要求的病人，可考虑不刮宫而直接切除子宫以防止葡萄胎恶变。如宫腔吸出物经病理检查证实有恶变倾向，或随访过程中出现异常，应进行预防性的化疗。第二步是出院后的随访，可在门诊进行。经过上述处理后，葡萄胎病人可以出院，但这并不代表治疗的结束，随后是门诊随访，定期按时按医生的要求进行检查，并做好避孕工作。只有病人与医生通力合作，才能彻底征服葡萄胎这一病魔。

患了葡萄胎需要手术治疗吗

良性葡萄胎经过清宫术，把子宫内的葡萄胎组织清除即可达到治愈的目的。有时为了避免子宫穿孔等并发症，医生可能要进行 2 次清宫。然后需进行临床随访，直到血、尿绒毛膜促性腺激素水平下降到正常，且两年内无绒毛膜促性腺激素水平上升时才认为治愈。但少数良性葡萄胎有恶变可能，如年龄较大（超过 40 岁）的病人，葡萄胎恶变的机会比年轻病人高出 4～6 倍。为避免这部分病人复发，处理时可以直接进行子宫切除术，而保留卵巢以维持女性内分泌功能。但若手术前病灶已有播散，即已是恶性，则切除子宫也不能防止恶变。另外，良性葡萄胎病人常有卵巢黄素囊肿发生，一般不需要做任何处理，即使扭转也只需在 B 超指引下，进行囊肿穿刺吸出内容物，即可自行复位。如果扭转时间较长，卵巢和输卵管缺血坏死，需及时进行手术切除患侧附件。恶性葡萄胎通常以化疗为主、手术为辅的治疗原则。只有那些病灶破溃引起急性腹腔内大出血者，为抢救病人的生命，才采用手术治疗。其他情况一般不需要手术治疗。

患了良性葡萄胎需要化疗吗

许多患过葡萄胎的病人可能自己已阅读过一些有关的书籍，了解到良性葡萄胎有可能会恶变，因而，希望医生采取一定的化疗，以防止恶变的发生。应该说这部分病人的心理是可以理解的，但事实上并不是每一个良性葡萄胎的病人都需要接受化疗。通常良性葡萄胎的恶变发生率为10%~20%。如果对所有病人都进行化疗，势必使80%~90%的病人接受本不需要的化疗，这无疑造成对病人不必要的损害。况且化疗药物有一定的毒性及化疗反应，它对人体的正常细胞也有杀伤作用，化疗期间又必须住院治疗观察，对病人身体和经济上都是一个负担。那么哪些病人需要接受化疗呢？有以下高危因素的病人有可能恶变很明显，就需进行化疗。首先是那些年龄较大的病人，年龄超过45岁的病人恶变发生率较年轻者高4~6倍；其次是表现为子宫增长速度较快的病人；再次是血、尿绒毛膜促性腺激素水平特别高的病人；还有病理表现为滋养细胞增生较明显的病人；最后是那些无条件随访的病人。对这些病人给予一定的化疗，对于减少良性葡萄胎的恶变有一定的作用。

葡萄胎病人初愈后应怎样避孕

有些病人在葡萄胎治疗后不久，由于各种原因，如年龄较大、求子心切等因素，往往迫切要求再次怀孕，但医生常常嘱病人在治疗后要避孕一段时间。为什么呢？因为即便是良性葡萄胎在清宫结束后仍有一部分病人会有恶变，为及时准确地发现恶变，需要定期随访，而随访的内容主要是血、尿绒毛膜促性腺激素的变化情况，以及临床表现的有无。若这时怀孕，即便是正常妊娠仍很难区别这时绒毛膜促性腺激素上升是恶变还是妊娠。这种妊娠如发生流产，更难和葡萄胎相区别，所以病人需避孕1年以上，至少要避孕半年。另外，患葡萄胎后，一般对再次受孕的机会不会有多大影响，其流产、早产及先天性畸形和新生儿患病率的发生不会增加，因而育龄病人无需担心将来能不能怀孕。那么应如何选择避孕方法呢？应该选择那些避孕方法以与葡萄胎恶变不致混淆为佳，如采用男用避孕套避孕或阴道隔膜或口服避孕药均可按需选择，一般不用宫内节育器避孕。宫内节育器常会引起不规则子宫出血，很容易与葡萄胎恶变相混淆，或与子宫内有葡萄胎残留的病变不易区别。

葡萄胎病人治疗后为何仍需定期随访

良性葡萄胎经过 1~2 次清宫术后，即可彻底清除子宫内的葡萄胎组织，达到了治愈的目的。恶性葡萄胎经过化学药物治疗，少数经过手术治疗后也能达到临床基本治愈的要求。尽管如此，临床上没有症状并不等于已彻底地治愈。由于目前医学技术水平的限制，尚无法测定体内是否有残留、或有为数不多的滋养细胞。有些病人虽然经过上述正规治疗，仍有可能恶变或复发。为及早发现，只能借助于治疗后的临床随访了。医生在病人达到临床治愈后，要嘱病人每隔一定的时间到医院进行血或尿绒毛膜促性腺激素水平或胸部 X 线片检查，以了解有无复发、恶变或远处转移。病人千万不能因嫌麻烦不服从医嘱，而致耽误病情。尤其对那些有复发和(或)有恶变高危因素存在的病人，定期随访显得更为重要。如年龄超过 45 岁者，恶变率较年轻病人高 5~6 倍；子宫增大较快，明显超过停经月份者；血中绒毛膜促性腺激素水平较高或持续不降者。由此可见，随访工作对病人来说与治疗一样具有重要意义。

葡萄胎病人应怎样配合医生随访

对葡萄胎病人而言，随访是非常重要的，所有的葡萄胎病人应按照医生的嘱咐，严格进行随访。随访的主要项目包括血、尿绒毛膜促性腺激素，到医院进行妇科检查了解盆腔情况，以及拍胸片看是否有肺部内转移灶。另外，病人还需注意，如出现咳嗽、咯血或阴道不规则流血等情况时，应随时就诊，这些现象都有可能是转移或恶变的征兆。随访的具体做法：在刮宫将宫腔内的葡萄胎组织清除以后，每周查血及尿绒毛膜促性腺激素一次，达到正常水平后，每 2 个月查一次，至 6 个月或 1 年，以后每半年或 1 年复查一次，随诊期限为 2 年。随访期间，应避孕。在随访过程中，如血或尿绒毛膜促性腺激素不下降或降至正常后又上升，应寻找可能的原因，如有无宫腔内的葡萄胎组织未清除干净、再次怀孕还是葡萄胎有恶变或转移等。总之，葡萄胎病人的随访无论是从期限上，还是随访的项目上都相对比较复杂。葡萄胎病人能否正确地配合医生随访，直接关系到对葡萄胎的治疗效果。因此，患有葡萄胎的病人不论工作多忙，都要抽出一定时间关注自己的健康，接受医生的随访。

患过葡萄胎的妇女还能生孩子吗

曾患过葡萄胎的妇女经常会询问，葡萄胎治愈后是否还能生孩子。这些病人大多常常会想，如患过葡萄胎后，还能不能正常怀孕，或怀孕后胎儿能不能健康成长，或怀孕后会不会再次发生葡萄胎，曾经做过预防性化疗对以后的怀孕有没有影响等。通常认为，患葡萄胎后经清宫和 2 年严格的随访均正常时，可以考虑再次怀孕；患过葡萄胎对受孕的概率没有影响，也就是说这些病人可以与正常人有同样的受孕机会，不必担心能不能怀孕的问题。至于再次怀孕是否会再次发生葡萄胎，目前认为患过葡萄胎的妇女较没有患过葡萄胎的妇女，再次妊娠发生葡萄胎的风险要大。但由于发生葡萄胎的概率较小，不必担心再次妊娠会是葡萄胎。不过有过葡萄胎病史的妇女一旦妊娠，要及早到医院检查，及早明确胎儿是否健康成长。有一部分妇女担心化疗药物是否会影响胎儿的生长发育。由于再次妊娠多数是在化疗结束后至少 2 年以上，这时化疗药物在体内早已代谢完了，不会对胎儿有何影响。总之，患过良性葡萄胎的育龄妇女不必过分忧虑，想做母亲的愿望完全是可以实现的。

患了侵蚀性葡萄胎能治愈吗

侵蚀性葡萄胎病变多已侵犯到子宫肌层或子宫之外盆腔，甚至远处转移，如可侵犯到肺、脑等，这些远处转移是导致病人死亡的主要原因。侵蚀性葡萄胎和恶性肿瘤一样，具有较大的破坏性，也称恶性葡萄胎，其临床表现兼有良性葡萄胎和绒癌相似的症状，治疗方法与绒癌的治疗方法类似，但其治疗效果比绒癌的效果好。在没有敏感化疗药物之前，侵蚀性葡萄胎的病死率可达 25% 左右。自 20 世纪 50 年代以来化疗抗癌药物的使用，侵蚀性葡萄胎的病死率逐渐下降，近年来基本上已无因恶性葡萄胎死亡的病例。总体上说，侵蚀性葡萄胎是可以治愈的，但针对某一位病人能否完全治愈，还与病人自身因素有关。有以下特点的病人治愈可能性较大：年龄越轻，治愈的可能性越大；孕次不超过5次者、潜伏期在一年之内的病人，治愈可能性较大。体内绒毛膜促性腺激素水平的高低，与治疗效果有密切的关系：绒毛膜促性腺激素高，表明体内滋养细胞越多、侵犯越广泛，预后也就越差。另外，病人就诊的早晚，或者说侵蚀性葡萄胎临床期别与治疗的效果也有明确的相关性。期别越早，治愈的可能性越大。

患有侵蚀性葡萄胎病人治疗后为何也要密切随访

良性葡萄胎治疗后的随访非常重要，应作为治疗中的一项措施。同样侵蚀性葡萄胎治疗后也需要密切随访。为什么呢？侵蚀性葡萄胎大多以化疗为主，手术为辅的治疗原则，治疗后多数病人可以达到治愈，但在目前的医疗条件下，尚无很好的方法测出体内有无残存的肿瘤细胞。采用放射免疫法可以测定微量的血、尿绒毛膜促性腺激素，但满足不了临床的要求。临床上为了避免少量肿瘤细胞残留，常在达到完全恢复后（即肺转移灶完全消失，血、尿绒毛膜促性腺激素正常，临床无症状）仍加用1~2个化疗疗程，但仍有一部分病人可能会有病情反复，因此，在病人治愈出院后仍需要进行定期随访。临床上发现，这些复发的病人（实际上可能没治愈）在停药后3个月内，血、尿绒毛膜促性腺激素会出现阳性，在9个月内即可出现肺转移症状。因此，出院后病人要密切随访3~9个月，以后可以每年随访一次，至少持续5年。若5年内仍无复发，才可以认为是真正的治愈。每一个患侵蚀性葡萄胎的病人都不应存在侥幸心理，或嫌麻烦而不随访，结果造成延误了病情和有效的治疗。

怎样制订绒毛膜癌和侵蚀性葡萄胎的化疗时间

侵蚀性葡萄胎和绒毛膜癌的治疗原则是以化疗为主、手术为辅。目前绝大多数病人只需接受化疗，即可治愈这两种疾病。但是，化疗毕竟不良反应较大，很多病人对要进行多长时间的化疗尚不清楚，那么医生是如何决定化疗时间呢？首先，医生根据病人的特点选好用药方案后再考虑时间问题，第一是每一个疗程所需的时间、疗程的长短与疗效虽有密切的关系，但也与不良反应密切相关。疗程长，毒性大，疗程短，疗效不好。所以根据临床实践经验，一般一个疗程通常以 8～10 天为好。第二个是两个疗程之间要间隔多长时间。这要根据病情及药物不良反应消退快慢而定。有些药物反应小，间隔为 2 周；有些药物反应大，需间隔 4 周。第三个问题是何时停药。一般是等到临床症状完全消失，临床上查不出阳性表现，如血、尿绒毛膜促性腺激素阴性，肺部 X 线恢复正常之后，再用 1～2 个疗程的化疗才可以考虑停药。但停药后仍需密切随访，以便了解病情是否反复。

患有绒毛膜癌的病人会有怎样的预后

绒毛膜癌是恶性程度极高的滋养细胞肿瘤，有些病人一听绒癌是极度恶性的肿瘤，一下就失去了治疗的信心。

实际上恶性度高与其预后不一定呈正相关，同时还要看各种治疗措施的效果。在无输血条件及抗癌药物出现以前，有转移的绒癌病死率确实很高，且多数在发病后半年内即死亡。但现在医疗条件已有很大的提高，对绒癌已找到了可以监测的肿瘤标记物，即绒毛膜促性腺激素，同时也找到了比较有效的化疗药物。因此，绒癌的治疗效果有了极大的改善，绒癌的病死率由过去的90%以上，逐步下降到现在的20%以下。当然，绒癌的预后还与绒癌本身病情的早晚有密切的关系，如Ⅰ期和Ⅱ期的绒癌基本上无死亡；Ⅲ期绒癌只有小面积肺转移者，病死率不到6%，而有大面积肺转移者，病死率可达到30%；Ⅳ期者只有小面积肺转移者可达40%。近年来研究表明，即使有脑转移或肝转移者，绒癌的病死率仍低于20%。患绒癌的病人首先应从心理上树立战胜疾病的信心，与医生密切配合，做好治疗及随访工作，这样绒癌的预后会有更大的改善。

中药可以治疗绒癌吗

绒癌的治疗原则是以化疗为主，手术为辅，有些病人对化疗和手术有顾虑，想了解祖国中草药是否可以治疗绒癌？目前临床实践中较少单纯采用中药治疗绒癌。但根据中药的特点，目前主要在以下几个方面使用：a.根据辨证论治的原则，以调整机体的功能为主，利于更好地接受其他化疗。b.主要是防止或减轻化疗所引起的不良反应，对接受化疗的起支持作用。当然，也有不少中草药可以直接用于治疗绒癌，如有人用喜树碱治疗绒癌起到了一定的疗效，其他如穿心莲、西豆根碱及天花粉等都有一定作用。但目前从效果上看，中草药的治疗效果还不能肯定。因此不能完全依赖中草药。然而，中药治疗绒癌的不良反应较化疗轻得多，对某些经过化疗已取得缓解，在医生认为恰当的病人也可适当选用。作为病人应遵守医生的治疗方案，不应擅自要求更改，以免延误病情。中药治疗绒癌不良反应较少，但效果目前尚不十分可靠。有很多医学专家对这一领域正在进行探索，以造福于病人。

治疗绒癌有哪些原则

绒癌病人最好也能了解一下医生治疗绒癌的原则，这样更有利于接受医生采用的多种治疗方法。通常绒癌的治疗原则采取以化疗为主，手术为辅的方针，同时做好支持疗法。首先是化疗。治疗绒癌的化疗与治疗其他肿瘤有所不同，为保证疗效，一般采用大剂量用药方法。选用药物时医生会根据病人的具体情况，选择合适的药物，一般5－氟尿嘧啶和更生霉素疗效较好，不良反应也较少，是首选的药物。甲氨蝶呤疗效也较好，但不良反应较大，在特定情况下，如某些部位的转移可以选用。在用药量方面，很多病人因为害怕化疗的不良反应，总是希望用小剂量化疗药物，但小剂量不但效果不好，还会使肿瘤细胞对药物产生耐受性，因此，医生在考虑剂量时总是以病人能耐受的最大剂量为原则。给药途径有静脉给药，适用于肺转移病人；口服给药适用于有消化道和肝转移的病人；动脉给药可直接使药物到达转移之脏器，适用于肝转移的病人；颈内动脉给药适用于脑转移等的病人；脑脊液中给药适用于颅内转移等。其次是手术治疗，适用于那些盆腔局部转移、引起肿瘤破溃急性腹腔内出血的病人，或是药物耐受久治不愈的肺转移病灶。其他如放疗、免疫治疗及中药治疗可根据具体情况选用。

怎样治疗侵蚀性葡萄胎与绒癌

侵蚀性葡萄胎和绒癌由于具有恶性肿瘤的性质，治疗也是按恶性肿瘤来处理，其治疗原则都是以化疗为主，手术为辅，并辅以其他相应的支持治疗，以保证病人能耐受化疗的不良反应。化疗的原则是大剂量用药方案。根据病人的具体情况可以选用5－氟尿嘧啶和更生霉素。若有远处转移，需调整用药方法，包括用药途径。选用大剂量在初次化疗中显得尤其重要，这样可以强有力地给肿瘤细胞以重创。大部分病人自己也可以感到有明显的疗效，可使病人树立战胜疾病的信心，更重要的是降低了肿瘤对化疗药物的耐受性。由于化疗药物量大，病人机体大多受到抑制，因此需要及时辅以支持疗法，如减轻化疗反应的药物，防止意外并发症的发生，如保护肝脏，促进骨髓造血功能的恢复，补充营养，纠正水、电解质紊乱等。化疗可以单独使用，也可联合使用，尤其是病情紧急或有多处转移时，联合用药更为必要。对于因肿瘤破溃引起腹腔内出血的病人，可采取手术治疗，手术后继续正规化疗，必要时可以考虑用放疗、中药治疗或免疫治疗，以期达到最好的效果。

挂号费丛书·升级版

总 书 目

1. 专家诊治糖尿病并发症 （内　科）
2. 专家诊治痛风 （内　科）
3. 专家诊治血脂异常 （内　科）
4. 专家诊治过敏性疾病 （内　科）
5. 专家诊治失眠症 （内　科）
6. 专家指导高血压治疗用药 （内　科）
7. 专家诊治冠心病 （心内科）
8. 专家诊治高血压病 （心内科）
9. 专家诊治心肌梗死 （心内科）
10. 专家诊治心律失常 （心内科）
11. 专家诊治心脏疾病 （心胸外科）
12. 专家诊治血管疾病 （心胸外科）
13. 专家诊治消化性溃疡 （消化科）
14. 专家诊治慢性胃炎 （消化科）
15. 专家诊治胃病 （消化科）
16. 专家诊治肠道疾病 （消化科）
17. 专家诊治脂肪肝 （消化科）
18. 专家诊治肝病 （消化科）
19. 专家诊治胆囊炎与胆石症 （消化科）
20. 专家诊治胰腺疾病 （消化科）
21. 专家诊治肥胖症 （内分泌科）
22. 专家诊治甲状腺疾病 （内分泌科）
23. 专家诊治甲状腺功能亢进症 （内分泌科）
24. 专家诊治糖尿病 （内分泌科）
25. 专家诊治更年期综合征 （内分泌科）
26. 专家诊治支气管炎 （呼吸科）
27. 专家诊治支气管哮喘 （呼吸科）
28. 专家诊治肺炎 （呼吸科）
29. 专家诊治肺病 （呼吸科）
30. 专家诊治肺结核病 （呼吸科）
31. 专家诊治打呼噜与睡眠呼吸障碍 （呼吸科）
32. 专家诊治中风 （神经科）
33. 专家诊治老年期痴呆 （神经科）
34. 专家诊治癫痫 （神经科）
35. 专家诊治帕金森病 （神经科）
36. 专家诊治头痛 （神经科）

37. 专家诊治眩晕症 （神经科）

38. 专家诊治肾脏疾病 （肾内科）

39. 专家诊治肾衰竭尿毒症 （肾内科）

40. 专家诊治贫血 （血液科）

41. 专家诊治类风湿关节炎 （风湿科）

42. 专家诊治乙型肝炎 （传染科）

43. 专家诊治下肢血管病 （外科）

44. 专家诊治痔疮 （外科）

45. 专家诊治尿石症 （泌尿外科）

46. 专家诊治前列腺疾病 （泌尿外科）

47. 专家诊治乳腺疾病 （乳腺外科）

48. 专家诊治骨质疏松症 （骨科）

49. 专家诊治颈肩腰腿痛 （骨科）

50. 专家诊治颈椎病 （骨科）

51. 专家诊治腰椎间盘突出症 （骨科）

52. 专家诊治肩周炎 （骨科）

53. 专家诊治子宫肌瘤 （妇科）

54. 专家诊治子宫疾病 （妇科）

55. 专家诊治妇科肿瘤 （妇科）

56. 专家诊治女性生殖道炎症 （妇科）

57. 专家诊治月经失调 （妇科）

58. 专家诊治男科疾病 （男科）

59. 专家诊治中耳炎 （耳鼻喉科）

60. 专家诊治耳鸣耳聋 （耳鼻喉科）

61. 专家诊治白内障 （眼科）

62. 专家诊治青光眼 （眼科）

63. 专家诊治口腔疾病 （口腔科）

64. 专家诊治皮肤病 （皮肤科）

65. 专家诊治皮肤癣与牛皮癣 （皮肤科）

66. 专家诊治“青春痘” （皮肤科）

67. 专家诊治性病 （皮肤科）

68. 专家诊治抑郁症 （心理科）

69. 专家解读化验报告 （检验科）

70. 专家指导合理用药 （药剂科）